Sai Sree Sindhu Drona
Arun Kumar Dasari
Jaya Priyanka Mallepally

Mini-implantes extra-alveolares

Sai Sree Sindhu Drona
Arun Kumar Dasari
Jaya Priyanka Mallepally

Mini-implantes extra-alveolares

Uma arma para contornar a cirurgia ortognática

ScienciaScripts

Imprint

Any brand names and product names mentioned in this book are subject to trademark, brand or patent protection and are trademarks or registered trademarks of their respective holders. The use of brand names, product names, common names, trade names, product descriptions etc. even without a particular marking in this work is in no way to be construed to mean that such names may be regarded as unrestricted in respect of trademark and brand protection legislation and could thus be used by anyone.

Cover image: www.ingimage.com

This book is a translation from the original published under ISBN 978-620-6-15402-0.

Publisher:
Sciencia Scripts
is a trademark of
Dodo Books Indian Ocean Ltd. and OmniScriptum S.R.L publishing group

120 High Road, East Finchley, London, N2 9ED, United Kingdom
Str. Armeneasca 28/1, office 1, Chisinau MD-2012, Republic of Moldova, Europe
Printed at: see last page
ISBN: 978-620-5-97818-4

ÍNDICE DE CONTEÚDOS

CAPÍTULO 1

INTRODUÇÃO

O controlo da ancoragem é um factor importante para o sucesso do tratamento ortodôntico. A ancoragem é definida como uma resistência ao movimento dentário indesejado. Ela desempenha um papel importante no tratamento ortodôntico das más oclusões dentárias e esqueléticas e foi muito apreciada desde o século XVIII[1] . Angle percebeu as limitações de mover os dentes contra outros dentes usados para ancoragem e introduziu a ideia do uso de ancoragem occipital, estacionária e oclusal[2] .

De acordo com a terceira lei do movimento de Newton, a cada acção corresponde uma reacção igual e oposta. Isso significa que, inevitavelmente, alguma perda de ancoragem ocorre como reação às forças de ativação durante o tratamento ortodôntico[3] . De acordo com Proffit[4] , no planeamento do tratamento ortodôntico, simplesmente não é possível considerar apenas os dentes cujo movimento é desejado. Os efeitos recíprocos em toda a arcada dentária devem ser cuidadosamente analisados, avaliados e controlados. Um aspecto importante do tratamento é maximizar a movimentação dentária desejada e, ao mesmo tempo, minimizar a movimentação dentária indesejada devido às forças de reação[4] .

Verificou-se que os dentes seleccionados para a ancoragem se movem frequentemente em simultâneo com aqueles em que o movimento é desejado, devido à instabilidade dos dentes quando utilizados para efeitos de ancoragem. Uma vez que se verificou que os dentes não têm estabilidade suficiente para produzir certas alterações desejadas nas próteses e no osso basal, tornou-se desejável outra fonte de resistência. Por conseguinte, pensou-se que a estabilidade seria muito maior se a ancoragem fosse efectuada a partir de um ponto dentro do osso basal[5] .

A conservação da ancoragem é sempre um problema para o ortodontista. Tendo em mente os objectivos ideais do tratamento, os requisitos de ancoragem têm de ser avaliados nos três planos do espaço: antero-posterior (AP), transversal e vertical. Até recentemente, os ortodontistas confiavam nos meios convencionais de suporte de ancoragem através de dispositivos extra-orais e/ou intra-orais, que normalmente exigiam a colaboração do paciente para evitar movimentos dentários indesejados, ambos com as suas próprias limitações.

Houve muitas tentativas de conceber métodos de ancoragem adequados, incluindo aparelhos intra-orais e extra-orais. As forças extra-orais não podem ser utilizadas 24 horas por dia para resistir às forças contínuas de movimentação dentária e dependem também da colaboração do paciente. Por outro lado, a dependência estrita das áreas intra-orais, geralmente unidades dentárias, não oferece nenhuma vantagem significativa, exceto o fato de que a cooperação do paciente é menos crítica, portanto, é importante ter uma ancoragem absoluta para evitar forças reativas que podem incorrer em movimentos dentários indesejáveis[6,7]. Devido às limitações de ancoragem, podemos ter de nos contentar com uma alternativa de tratamento comprometida, ou alternativas de tratamento mais complicadas, como dispositivos de tracção extra-orais (que dependem muito da colaboração do paciente), extracção de dentes permanentes ou cirurgia ortognática[8].

Os aparelhos de ancoragem intra-oral são inadequados no controlo das unidades de ancoragem. Embora alguns estudos mostrem que o TPA foi capaz de melhorar a ancoragem, aumentando a resistência dos molares ao movimento, poucos estudos também afirmam que a presença de um TPA não teve a capacidade de modificar a ancoragem ortodôntica. Na maioria dos estudos sobre aparelhos de Nance, a perda de ancoragem foi inevitável, e a higiene oral reduzida sob o botão de resina acrílica foi associada à inflamação dos tecidos moles[9,10]. Já com os aparelhos de ancoragem extra-oral, como os aparelhos extrabucais, o sucesso desse tratamento depende inteiramente da cooperação do paciente. Muitos pacientes rejeitam os aparelhos extrabucais devido a preocupações estéticas e sociais[11] . Mesmo uma pequena força reactiva pode causar movimentos indesejáveis; por isso, é importante ter uma ancoragem absoluta para os evitar. A ancoragem absoluta é definida como a ausência de movimento da unidade de ancoragem (perda de ancoragem zero) como consequência das forças de reacção aplicadas para mover os dentes. Esta ancoragem só pode ser obtida através de uma ancoragem esquelética, que inclui todos os dispositivos que são fixados directamente no osso.

Os implantes, como meio de melhorar a ancoragem ortodôntica (dispositivos de ancoragem temporária; DATs), estão a ganhar uma importância crescente no tratamento ortodôntico, devido às limitações e problemas de aceitação dos aparelhos de ancoragem intra e extra orais convencionais. Um dispositivo de ancoragem temporária (DAT) é um dispositivo que é temporariamente fixado ao osso com o objectivo de melhorar a ancoragem ortodôntica, quer apoiando os dentes da unidade reactiva, quer evitando a necessidade da unidade reactiva, e que é subsequentemente removido após utilização. Podem ser localizados transostealmente, subperiostealmente ou endostealmente; e podem ser fixados ao osso mecanicamente (estabilizados corticalmente) ou bioquimicamente (osseointegrados).

A grande vantagem destes implantes é o facto de permitirem a movimentação de vários dentes sem perda de ancoragem. No entanto, a colocação inter-radicular de mini-implantes ortodônticos corre o risco de traumatizar o ligamento periodontal ou a raiz dentária. Outras complicações da lesão radicular incluem a perda de vitalidade do dente, osteosclerose e anquilose dentoalveolar. O traumatismo da raiz dentária externa sem envolvimento pulpar provavelmente não influenciará o prognóstico do dente. Assim, para evitar estas complicações, podem ser considerados mini-implantes alveolares extra.

EVOLUÇÃO E ANTECEDENTES HISTÓRICOS

A evolução dos dispositivos de ancoragem esquelética baseou-se no desenvolvimento e aperfeiçoamento da ancoragem ortodôntica tradicional, dos métodos de fixação ortognática e dos implantes dentários. A ancoragem óssea basal foi sugerida há mais de 60 anos como uma alternativa ao aumento do número de dentes para obter uma ancoragem convencional.

O aparelho extra-oral tem sido considerado uma forma eficaz de ancoragem ortodôntica, mas depende da cooperação do paciente, e os resultados do tratamento são limitados sem ele. Por esse motivo, foram desenvolvidas outras alternativas, como os aparelhos intra-orais, como os implantes. No entanto, para utilizar implantes, é necessária uma estrutura óssea boa e suficiente para a sua colocação. Para ultrapassar esta desvantagem, estão a ser desenvolvidos aparelhos mais pequenos, como os mini-implantes e os parafusos. Mais tarde, as modificações destas técnicas foram unificadas com os princípios biológicos e biomecânicos básicos da osteointegração na mecânica ortodôntica que foram finalmente melhorados com base em experiências com a medicina dentária interdisciplinar.

Branemark e colegas[3,12,13] , em 1969, foram os pioneiros do trabalho experimental original que estabeleceu o princípio da osteointegração, tendo inicialmente sugerido a possibilidade de utilizar materiais biocompatíveis para substituir dentes em falta. Greenfield[3,14] , numa patente de 1909 intitulada "Mounting for Artificial Teeth", imaginou um substituto para os dentes, cuja base era uma estrutura metálica que seria inserida numa cavidade perfurada no maxilar. Este antecessor do conceito de implante de cesto oco permitiria que o osso crescesse para dentro da gaiola, seguido da cimentação de uma coroa na estrutura. No entanto, de acordo com Strock[3,15] , a malha de iridioplatina de Greenfield não era suficientemente forte para suportar as forças exercidas sobre ela. Além disso, a gaiola era frequentemente colocada tanto na região molar como na região canina, com uma ponte de ouro suspensa entre as duas gaiolas. Strock[15] implicou que a ponte foi colocada e carregada sem tempo suficiente para a osseointegração.

Alvin Strock[3,15] , um dentista de Boston, começou a procurar os seus próprios métodos de substituição de dentes. Naquela altura, os implantes eram frequentemente feitos de chumbo e ferro, que se corroíam intra-oralmente e também causavam reabsorção óssea. Como a gaiola de Greenfield não era adequada, Strock começou a utilizar o princípio de fixação por parafuso combinado com uma liga chamada vitallium. Venable e Stuck[3,16] , descobriram que ela era completamente inerte no osso. Strock começou a utilizar um parafuso de vitallium Venable de 5/8 polegadas para a substituição imediata de incisivos perdidos em resultado de traumatismo ou fracasso endodôntico.

Na década de 1940, discutiu vários pontos importantes que continuam a ser críticos ainda hoje. A colocação imediata é viável se existir osso suficiente para que o implante esteja seguro desde o início e que a oclusão deve ser favorável para evitar traumas oclusais no implante. Por exemplo, deixava habitualmente a coroa de celulóide (provisória) fora da oclusão durante um período de 4 a 6 meses até ser substituída por uma coroa de porcelana. No final dos anos 50, Per Ingvar Branemark[3,13] utilizou câmaras ópticas de titânio especialmente concebidas para estudar a dinâmica intravascular da circulação da medula óssea por transiluminação in vivo. Nessa altura, as câmaras de titânio eram feitas por medida e extremamente caras, pelo que eram retiradas e reutilizadas. No entanto, o osso cresceu nos espaços finos do titânio e não podia ser facilmente removido. Foi esta descoberta que motivou as experiências pormenorizadas que se seguiram.

Com base nestas e noutras descobertas do grupo de Branemark[3,13] , este defendeu um período de cicatrização de 4 a 6 meses antes da carga funcional, uma vez que a função permitia micromovimentos, o que possibilitava o crescimento de tecido fibroso e a subsequente falha.

Aparentemente, o primeiro relato sobre a utilização de implantes osseointegrados para fins restauradores e ortodônticos surgiu em 1969, quando Linkow[3,17] utilizou um implante de lâmina na região do 1º molar inferior como pilar parcial de uma ponte que foi restaurada antes da ortodontia. Elásticos de Classe II foram usados desde a ponte suportada pelo implante até a arcada superior para facilitar a movimentação dentária. Desde esta aplicação inicial, a utilização de implantes dentários osseointegrados para ancoragem ortodôntica tem sido bem documentada. Kokich[18] , Smalley[19] e Smalley & Blanco[20] desenvolveram protocolos para determinar como colocar com precisão os implantes dentários na localização final desejada para procedimentos de restauração antes da terapia ortodôntica, de modo a que os implantes possam ser utilizados tanto para a ancoragem ortodôntica como para a terapia de restauração subsequente. A aplicação de mini-implantes no domínio da ortodontia foi introduzida por Labanauskaite et al. no ano de 2005.

História dos mini-implantes em Ortodontia:

1945	Vitallium screws was placed in the ascending ramus of six dogs for retracting canine. (Gainsforth and Higley).
1983	The anatomical site like anterior nasal spine where vitallium screws was inserted to treat deepbite case. (Creekmore and Eklund).
1989	The study was conducted in dog mandible where osseointegration was achieved by 94 % of titanium implants (Roberts WE et al)
1990	The endosseous implant was positioned in the retromolar area of the mandible and it acted as rigid anchorage in order to mesialize two molars 10-12 mm respectively. (Roberts WE et al).
1995	Reviewed many animal studies in order to demonstrate unilateral tooth movement towards onplants
1996	The titanium endosseous orthodontic implant was used as palatal anchorage
1997	Osseointegrated titanium implants was used effectively for replacing missed teeth.
1998	The purpose of the mini screw as anchorage was introduced for different orthodontic tooth movement. The stability was restricted when loaded with torsion.
1999	Titanium mini plates were fixed temporarily in the maxilla or the mandible region as an immobile anchorage and further established the skeletal anchorage system for intruding lower molars in case of open-bite.

CAPÍTULO 2

TIPOS DE MINI-IMPLANTES EXTRA-ALVEOLARES

Embora não exista uma classificação padrão para os mini-implantes

extra-alveolares, existem três tipos principais de implantes extra-

alveolares, a saber

1. IMPLANTES NA CRISTA INFRAZIGOMÁTICA

2. IMPLANTES DE PRATELEIRA BUCAL

3. MINI-IMPLANTES PALATINOS

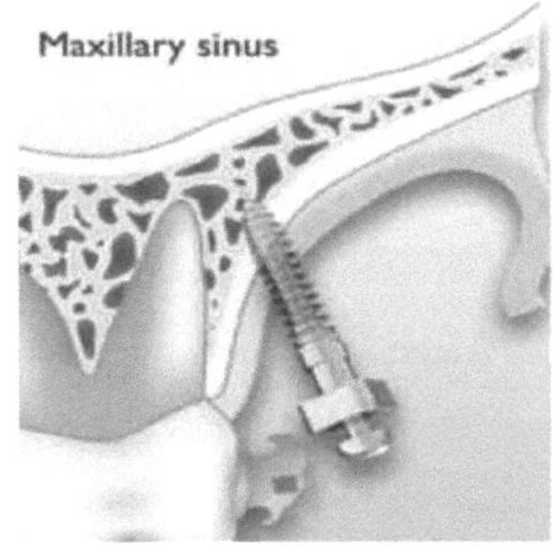

Infrazygomatic crest implants

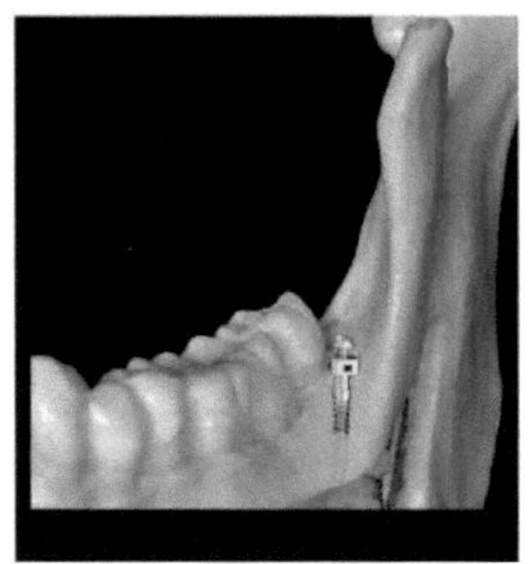

Buccal shelf implants

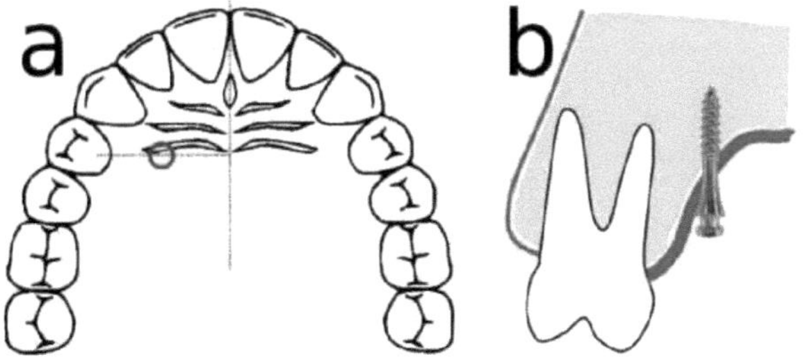

Mini-implantes palatinos

DIFERENÇAS ENTRE MINI-IMPLANTES INTERRADICULARES E MINI-IMPLANTES EXTRA-ALVEOLARES

Parameters	Interradicular Mini implants	Extra alveolar Mini implants
Size of implants	Length – 6-11mm Diameter -1.3-2mm	Length- 10-14mm Diameter -2mm minimum
Area of placement	Placed in interradicular area	Placed away from the root i.e infrazygomatic buccal shelf area and palatal area
Material preferred	Made mostly of titanium alloys	Stainless steel is preferred as it offers most fracture resistance
Procedures that can be performed	Can perform procedures like retraction of anterior teeth and intrusion	Will be able to perform procedures like full arch distalization

1. MINI-IMPLANTES INFRAZIGOMÁTICOS:

Anatomia da crista infrazigomática:

A crista infra-zigomática é uma crista óssea na maxila que se estende a partir da placa vestibular do processo alveolar. Corre lateralmente às raízes do primeiro e segundo molares superiores e estende-se 2 cm ou mais até à sutura zigomaticomaxilar, superiormente. Clinicamente, é uma crista palpável que corre ao longo da curvatura entre o processo alveolar e o processo zigomático da maxila. Diz-se que a localização desta crista do osso cortical varia entre os jovens e os idosos. Nos jovens, situa-se entre o segundo pré-molar e o primeiro molar do maxilar e, nos adultos, acima do primeiro molar do maxilar[21] .

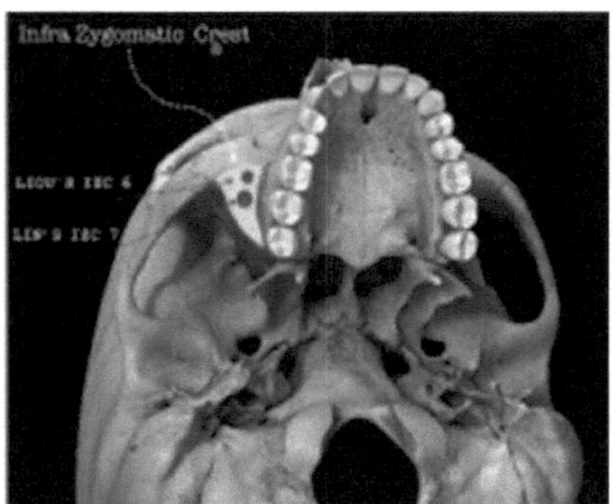

Anatomia da crista infrazigomática

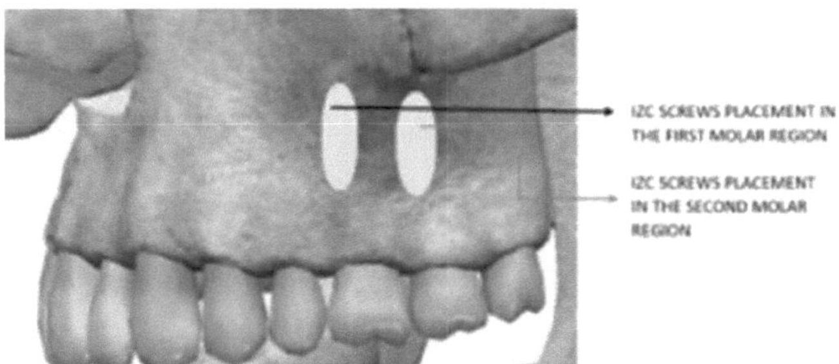

Zonas de implantação de ZCI

Descrição de um parafuso infra-zigomático:

O parafuso IZC não é mais do que um dispositivo de ancoragem temporária, que é maior em dimensão do que um mini-implante; por conseguinte, deve possuir as propriedades básicas do mini-implante, como uma excelente biocompatibilidade, não toxicidade, excelentes propriedades mecânicas e resistência ao stress, à tensão e à corrosão. Os materiais utilizados para o fabrico destes TADS podem ser divididos em três categorias: bio tolerantes (aço inoxidável, liga de crómio-cobalto), bio inertes (titânio, carbono) e bioactivos (hidroxiapatite, alumínio oxidado cerâmico). O titânio é considerado um material ideal, uma vez que não apresenta reacções imunológicas nem formação de neoplasias[22].

No entanto, o titânio puro tem uma menor resistência à fadiga, pelo que se utiliza uma liga de titânio que é titânio-6 alumínio-4 vanádio no fabrico de TADS. No entanto, os parafusos IZC/BS são colocados em regiões de elevada densidade óssea (>1250 HU) e é necessária uma maior resistência à fractura para conduzir os parafusos através do osso, pelo que o aço inoxidável é o material de eleição para os parafusos infra-zigomáticos[23]. Os tamanhos dos mini-implantes variam entre 1,5 e 3 mm de diâmetro e 6 e 11 mm de comprimento. Os TADS concebidos para utilização na região infra-zigomática estão normalmente disponíveis nos tamanhos de 12 mm e 14 mm com um diâmetro de 2 mm. O tamanho maior de 14 mm é utilizado no caso de tecidos moles espessos, enquanto o de 12 mm é utilizado na região de tecidos moles mais finos. As outras dimensões dos parafusos e das suas peças podem variar consoante os fabricantes.

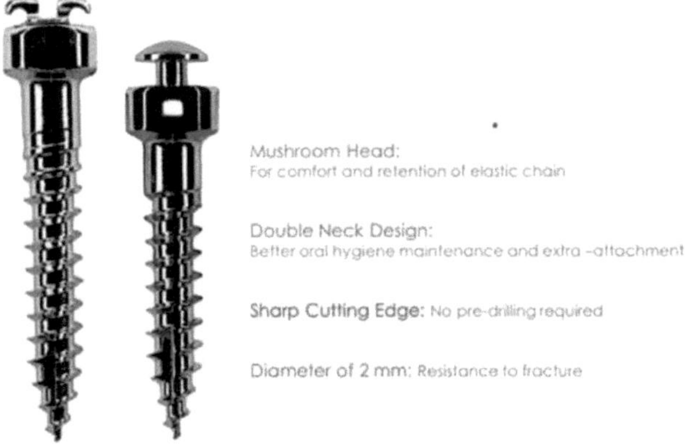

Desenho de parafusos para implantes na crista infrazigomática

Selecção de casos :

Os parafusos infra-zigomáticos podem ser utilizados nos pacientes que necessitam de uma ancoragem máxima para o movimento dos dentes, como protracção, retracção, intrusão, extrusão, verticalização, tratamento de arcada completa ou segmentar, movimento dentário assimétrico. Também podem ser utilizados para proporcionar uma ancoragem indirecta.

Tamanhos preferenciais:

Os parafusos ósseos ortodônticos no maxilar (IZC) estão normalmente disponíveis em dois tamanhos (específicos do fabricante) - 12 e 14 mm de comprimento e 2 mm de diâmetro. Quando o tecido mole no vestíbulo bucal é espesso, como na maioria das situações clínicas, a escolha preferida é um parafuso de 14 mm que tem 7 mm de área de cabeça e colarinho e 7 mm de espiral de corte. Os parafusos ósseos ortodônticos de 12 mm de comprimento são preferidos em casos de tecido mole fino no vestíbulo. O comprimento da espiral de corte, a cabeça e as dimensões do colarinho podem variar consoante a escolha do fabricante.

Locais de colocação:

O local preferido para a colocação de parafusos ósseos na maxila é a crista infra-zigomática que se encontra mais elevada e lateral à região do 1º e 2º molar. Enquanto alguns autores (Lin) preferem que os parafusos ósseos sejam colocados na região do 1º e 2º molar, outros (Liou) optam por uma colocação mais anterior, mais próxima da raiz MB do 1º molar[24,25] .

Limites biológicos para a distalização:

Na arcada maxilar - os limites da distalização seguem os critérios de Rickett (dependente da idade e da distância sagital da vertical pterigóide). Idealmente, os terceiros molares totalmente irrompidos devem ser removidos para criar espaço e ajudar no processo de distalização. No caso dos terceiros molares não irrompidos situados abaixo da junção cimento-esmalte dos segundos molares em indivíduos jovens, a distalização é possível sem a sua extracção se os critérios forem preenchidos na totalidade; no entanto, as extracções são indicadas numa data posterior para evitar recidivas.

2. MINI-IMPLANTES DE PRATELEIRA BUCAL

Anatomia da área da prateleira bucal:

A área da prateleira vestibular mandibular é um local extra-alveolar para a colocação de mini-parafusos. Situa-se no osso alveolar vestibular da mandíbula, estendendo-se desde a região do primeiro molar até à região oblíqua externa. Para ser específico na colocação do parafuso da prateleira vestibular, este é colocado mais abaixo e lateralmente à região do segundo molar. No entanto, na população indiana, a maior parte das vezes a região da prateleira bucal é fina, pelo que os parafusos do osso da prateleira bucal podem ser colocados na crista oblíqua externa .[26]

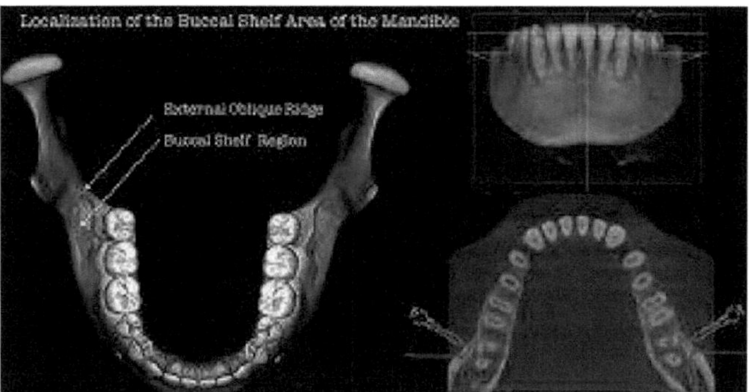

Localização da área da prateleira vestibular da mandíbula.

Locais para colocação do parafuso bucal:

O local preferido para a colocação de parafusos ósseos na

mandíbula é a área da prateleira vestibular, que se situa mais abaixo e lateralmente à região do 2º molar. Os parafusos ósseos da prateleira bucal também podem ser colocados na crista oblíqua externa da mandíbula se a área da prateleira bucal for demasiado fina ou demasiado profunda, como é comum na população indiana.

Desenho do parafuso do implante da prateleira bucal

Limites biológicos da distalização com mini-parafuso ortodôntico:

Na arcada mandibular - o limite da distalização é a proximidade das raízes do 2º molar à placa cortical lingual (ângulo de Inflexão). Para a distalização na arcada mandibular quase invariavelmente a extracção do 3º molar é obrigatória[27] .

Locais preferenciais:

Os parafusos para osso da mandíbula estão normalmente disponíveis em dois tamanhos (específicos do fabricante) - 10 mm e 12 mm de comprimento e 2 mm de diâmetro. Na população indiana, a área da prateleira bucal é geralmente fina e profunda; por conseguinte, a escolha preferida será um parafuso de 12 mm. As dimensões da cabeça e do colo de ambas as variantes (10 e 12 mm) são praticamente as mesmas, mas podem variar consoante a escolha do fabricante.

3. IMPLANTES PALATINOS:

Os implantes palatinos diferem dos implantes vestibulares pelo facto de a superfície palatina estar livre de frénulo e coberta por gengiva queratinizada, o que favorece a colocação de TSADs. Além disso, o risco de invasão da raiz dentária é menor para a colocação de TSADs na região palatina do que no osso alveolar vestibular. Para além destas duas diferenças entre o alvéolo vestibular e o palato, várias características anatómicas devem ser consideradas antes da colocação de DATs palatinos.

Os quatro principais tipos de implantes palatinos incluem:

1. Mini-parafuso

2. Miniplaca

3. Implante

4. Implantação

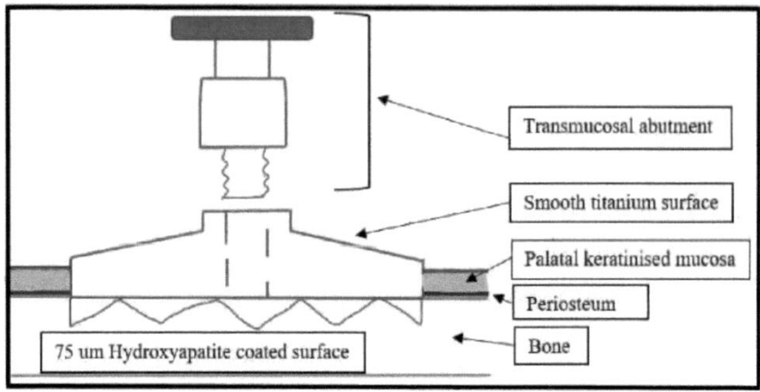

Concepção do implante palatino

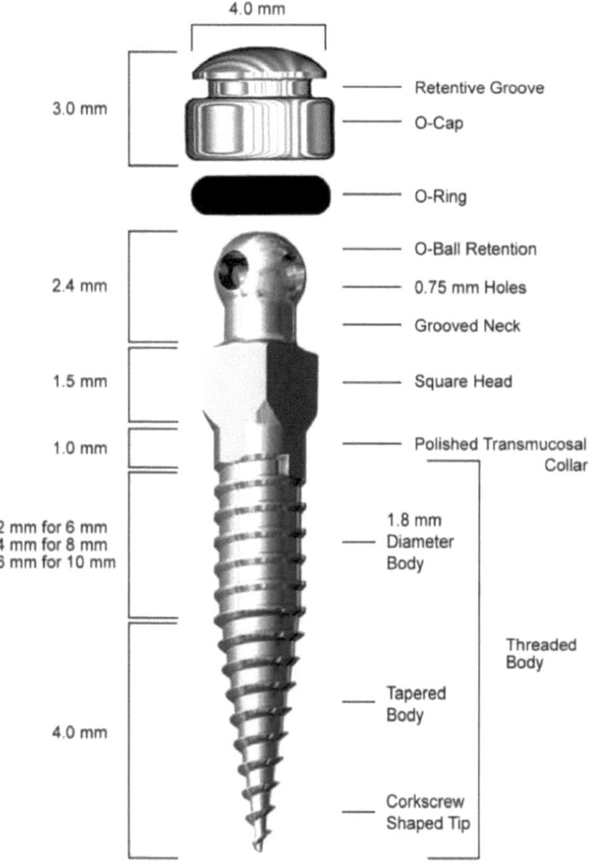

Concepção do implante palatino

Considerações anatómicas para a colocação de implantes palatinos:

A espessura do osso é essencial para fixar a parte do parafuso intra-ósseo dos TSADs no tecido ósseo e para a estabilidade dos TSADs. Quando a espessura do osso não é suficiente para assegurar o comprimento ideal do parafuso, a estabilidade primária dos TSADs diminui. A espessura do osso palatino tem sido relatada como sendo mais espessa anterior e medialmente do que posterior e lateralmente, excepto na área sutural, que é mais espessa posterior ou relativamente consistente anteroposteriormente. As diferenças relatadas relacionadas com a idade e o sexo na espessura do osso palatino têm sido inconsistentes, sendo significativamente menor a espessura óssea na dentição mista precoce do que na dentição mista tardia e na dentição adulta.

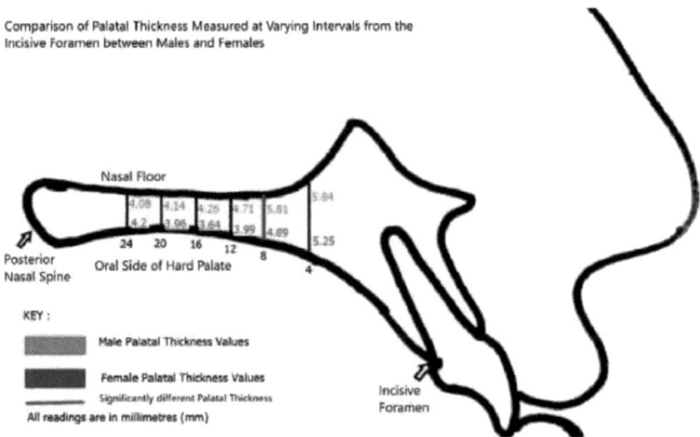

Espessura do palato em diferentes áreas

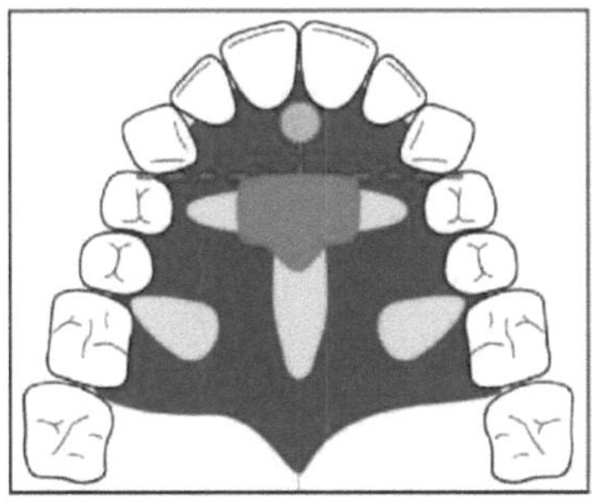

Adequação dos potenciais locais de inserção do mini-implante no palato (verde = óptimo; amarelo = restrito devido à variabilidade individual da espessura do osso; vermelho = inadequado devido a mucosa espessa ou feixes vasculares; ponto azul = forame incisivo).

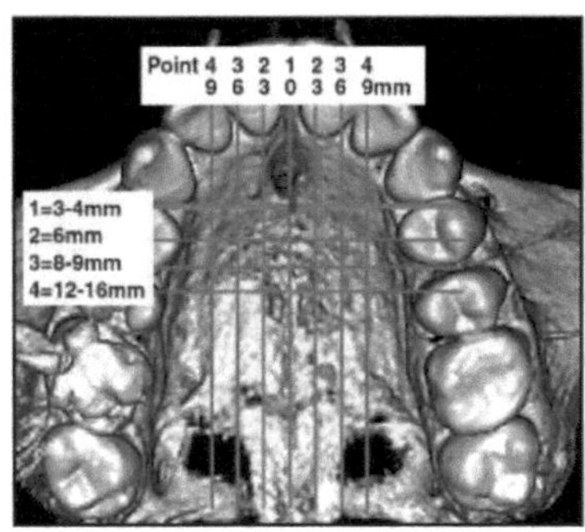

Grelha palato-valva utilizada na análise dos pontos de referência radiográficos e clínicos (a linha verde indica o limite anterior para uma inserção favorável do mini-implante palatino; o quadrado vermelho mostra a distância do forame incisivo à linha de referência).

Forame nasopalatino:

O forame nasopalatino é a abertura oral do canal incisivo que se situa no palato, posteriormente aos incisivos centrais superiores. O canal nasopalatino corre superiormente com uma ligeira inclinação posterior e termina na cavidade nasal. O forame nasopalatino é oval e seu diâmetro varia de 2 mm a 1 cm; a média relatada é de 3,5 a 4,5 mm sagitalmente e 3 mm transversalmente[28,29,30] . A sua margem distal localiza-se em média 6 mm posterior à papila incisiva[31] . Essa área deve ser evitada, e a região 3 mm lateral à linha média é recomendada para a colocação de TSAD no palato anterior.

A invasão do forame nasopalatino e/ou do canal com um TSAD tem a possibilidade não só de danificar os vasos e os nervos, mas também de reduzir o suporte ósseo. Não só o forame, mas também o trajecto do canal devem ser evitados. Além disso, recomenda-se que os implantes palatinos sejam colocados 6 mm dentro da região palatina média até 6 mm posterior à margem distal do forame nasopalatino.

<u>Forame palatino maior:</u>

O forame palatino maior é a abertura oral do canal palatino maior, que transporta o nervo e o vaso palatinos maiores. O forame palatino maior é um orifício ósseo oval com diâmetros que variam de 2,7 a 4,9 mm. Encontra-se maioritariamente entre o terceiro e o segundo molares. O nervo e o vaso palatinos maiores emergem do forame palatino maior e curvam-se anteriormente para correr ao longo do palato duro.

A inserção de TSADs no trajecto do nervo e do vaso pode

danificá-los; o risco parece baixo e não foram comunicados efeitos adversos da colocação de TSADs. No entanto, devido à finura do osso, quando formam um sulco, e aos tecidos moles espessos sobrejacentes, combinados com possíveis danos no nervo e no vaso, mesmo que a possibilidade pareça baixa, evitar esta via seria uma escolha sensata.

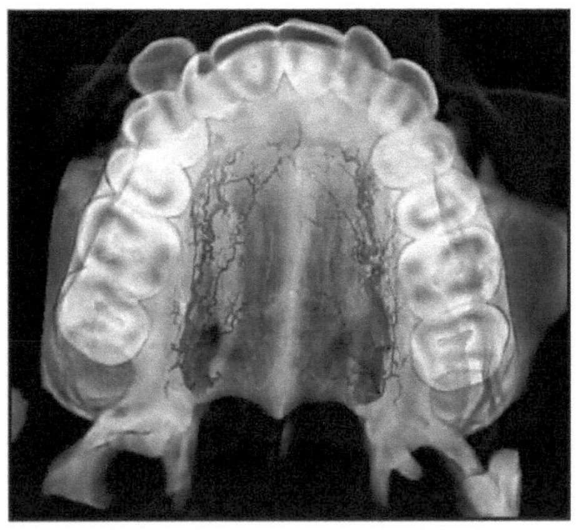

O palato anterior tem menor densidade de vasos sanguíneos do que a região posterior.

<u>Aplicações clínicas dos TSADs palatais :</u>

Os TSADs palatinos têm sido utilizados para fins versáteis: retracção dos dentes anteriores, protracção dos dentes posteriores, distalização, intrusão, expansão ou constrição. Podem ser aplicados directa ou indirectamente. A ancoragem directa é simples e intuitiva; no entanto, pode ocorrer uma restrição biomecânica porque a linha de acção da força relacionada com o centro de resistência dos dentes pode nem sempre coincidir com a direcção do movimento dentário desejado.

PROCEDIMENTO PARA COLOCAÇÃO DE IMPLANTES EXTRA-ALVEOLARES

Mini-implantes da crista zigomática:

A introdução dos parafusos IZC no osso começa 14-16 mm acima do plano oclusal maxilar, num ângulo de 90° em relação ao plano oclusal. Após algumas voltas, o cabo dos mini-parafusos é rodado para um ângulo de 55° a 70° para evitar danificar as raízes dos dentes molares. Tecnicamente, diz-se que o ângulo inferior a 55° é mais fácil, mas a profundidade de mordida é reduzida, pelo que carece de estabilidade e existe uma maior taxa de fracasso com o ângulo acima mencionado. Existe também a possibilidade de irritação da mucosa alveolar ou bucal. Um ângulo superior a 75° enfrenta dificuldades técnicas na colocação, pode haver deslizamento dos parafusos IZC, descolamento do osso e também existe uma maior probabilidade de danificar a raiz mesiovestibular do molar. Por isso, opta-se por uma angulação entre 55°-70°. Foram desenvolvidos vários guias para o posicionamento exacto do parafuso IZC, que incluem o método da película dupla de Chen, o método de penetração de tecido mole Pinhead e o adesivo transparente para a técnica da película dupla.

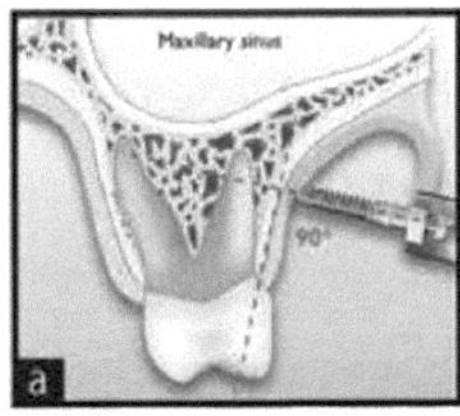
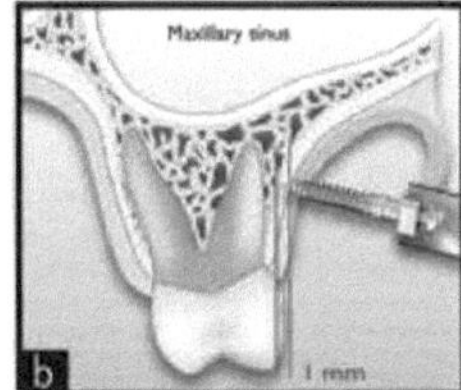
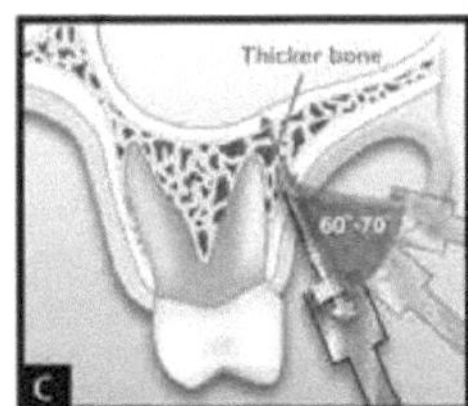

Angulação para colocação do IZC

Mini-implantes da prateleira bucal:

Para a colocação de parafusos ósseos na área BS da mandíbula (região do 2º molar), o ponto inicial de inserção é interdentalmente entre o 1º e o 2º molar e 2 mm abaixo da junção mucogengival. Neste ponto, o parafuso auto-perfurante é direccionado a 90° em relação ao plano oclusal. Depois de o entalhe inicial no osso ter sido criado após algumas voltas da chave, a direcção da chave do parafuso ósseo é alterada em 60° a 75° na direcção do dente, para cima, o que ajuda a contornar as raízes dos dentes e a direccionar o parafuso para a área da prateleira vestibular da mandíbula. Na mandíbula, no entanto, por vezes é necessário efectuar uma pré-perfuração ou uma fenda vertical na mucosa se a densidade óssea for demasiado espessa, mas nunca é necessário levantar o retalho. É possível efectuar uma carga imediata e um único parafuso ósseo pode suportar uma força de 300-350 g. No entanto, existem vários conceitos de colocação de parafusos ósseos e é melhor deixar ao critério do médico determinar o que é preferível para ele.

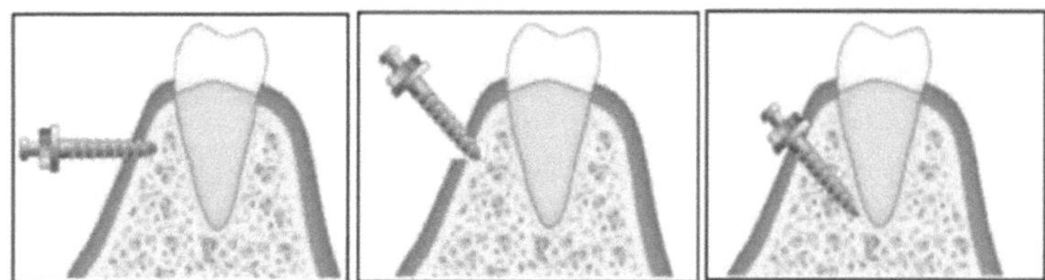

Implante de prateleira bucal

Colocação de implantes palatinos:

Se os mini-parafusos tiverem de ser inseridos no palato duro, é necessário ter em consideração a quantidade de osso disponível e as estruturas anatómicas nesta região. Uma vez que o acesso a uma chave de mão recta é limitado pela capacidade do doente de abrir suficientemente a boca, é necessário um meio alternativo para introduzir os mini-parafusos no palato. Consequentemente, pode ser preferível uma chave de punho curta, uma chave de catraca ou uma chave de peça de mão contra-ângulo.

Para utilizar uma peça de mão dentária para a inserção de um mini-parafuso, é necessário um "cotovelo" especial ou contra-ângulo com redução de engrenagem. Além disso, a peça de mão tem de ser ajustável para produzir velocidades de rotação muito lentas de cerca de 25 rpm, juntamente com um binário limitado. Estes tipos de peças de mão são frequentemente utilizados na colocação cirúrgica de implantes dentários.

A principal desvantagem da inserção por máquina é a reduzida sensação táctil da resistência do osso e da carga no parafuso.

Num doente adulto, que normalmente tem áreas de elevada densidade óssea no palato duro anterior, deve ser efectuado um orifício piloto a uma profundidade de 2-3 mm. A pré-perfuração não é necessária em crianças e jovens adolescentes devido à sua baixa mineralização óssea. Um diâmetro de 2 mm ou 2,3 mm e um comprimento de 9 mm (anteriormente) e 7 mm (posteriormente) garantirão a estabilidade do implante. O implante pode ser introduzido manualmente ou com um dispositivo motorizado. As diferenças específicas relativas à inserção paramediana vs. mediana devem ser consideradas ao determinar o padrão de colocação. Para obter uma retenção máxima no osso, a ponta de um implante inserido medianamente deve estar perpendicular à abóbada palatina (aproximadamente 10-30° perpendicular ao plano oclusal) durante a inserção. Dada a quantidade abundante de osso disponível na região do palato duro anterior, pode ser utilizado um mini-implante mais longo, de 9-11 mm. Para reduzir o risco potencial de contacto com a raiz do incisivo e danos concomitantes, um mini-implante paramediano não deve ser angulado anteriormente, mas deve ser inserido directamente perpendicular ao plano oclusal. Considerando o volume relativamente menor de osso nesta região, é indicado um mini-implante mais curto, de 7-9 mm.

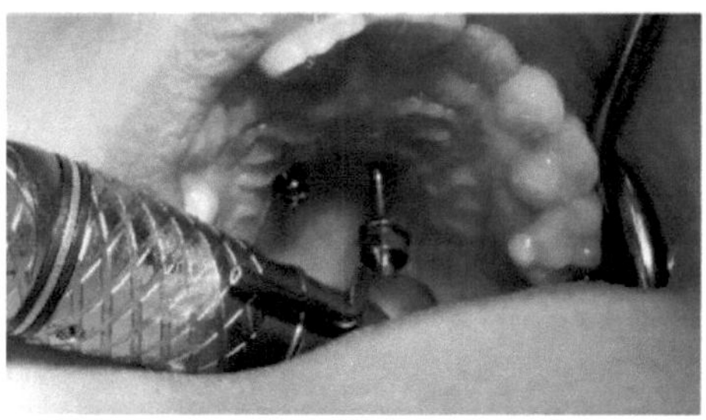

Peça de mão contra-ângulo para inserção de implante palatino

CAPÍTULO 3

BIOMECÂNICA EM MINI-IMPLANTES EXTRA-ALVEOLARES

Desde que a ancoragem esquelética passou a fazer parte do plano de tratamento do ortodontista, mais especificamente os mini-implantes ortodônticos, estão a ser obtidos resultados encorajadores no que diz respeito à ancoragem. Os mini-implantes, ou mini-parafusos, são um sistema de ancoragem absoluta de grande utilidade na prática ortodôntica. Embora seja comum instalá-los em áreas do processo alveolar localizadas entre as raízes de dentes contíguos, novos locais, denominados extra-alveolares, têm sido sugeridos. Diversos autores recomendam a crista infrazigomática e a região da plataforma vestibular da mandíbula como locais adequados para um grande número de terapias ortodônticas que necessitam de um sistema de ancoragem eficiente e seguro.

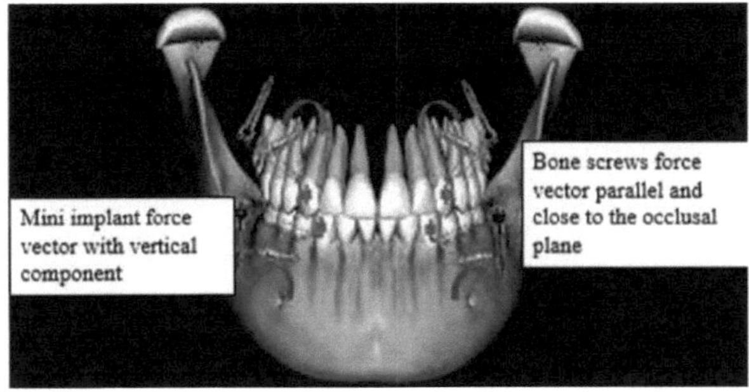

Magnitude da força empregue :

A magnitude da força utilizada na mecânica dos mini-implantes extra-alveolares é um fator importante para o sucesso da terapia, devido à sua influência na estabilidade da ancoragem[2,9]. A magnitude recomendada varia de 220 a 340g (8 a 12 oz) para mecânicas com mini-implantes na região IZC, e de 340 a 450g nas mecânicas com mini-implantes na região BS. Vale ressaltar que essa magnitude de força possibilita a distalização de toda a arcada, ou seja, a retração em massa.

BIOMECÂNICA DE MINI-IMPLANTES NO IZC:

Os mini-implantes no IZC geram um sistema de força de retração durante a distalização de toda a arcada maxilar. A força de retração em toda a arcada maxilar gera uma força intrusiva nos molares e uma força extrusiva nos incisivos, causada pela rotação no sentido horário em torno do centro de resistência (Cr) de toda a maxila, que está localizado entre os pré-molares. A linha de ação da força passa abaixo (oclusal) do Cr maxilar e, consequentemente, provoca essa rotação. Por esse motivo, deve-se esperar a extrusão dos incisivos, o que pode ser desfavorável para pacientes com mordida profunda. Por outro lado, essa rotação do plano oclusal no sentido horário favorece o fechamento simultâneo da mordida aberta e a correção da Classe II. A biomecânica da retracção pode ser modificada através de alterações na altura do gancho na zona anterior e na linha de acção da força.

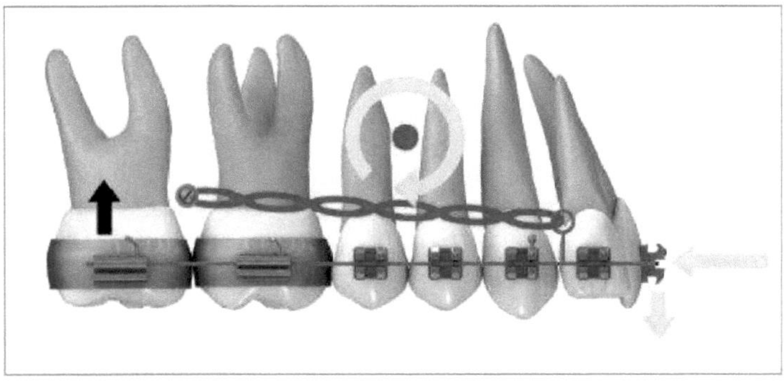

Esquema que ilustra a aplicação da mecânica de mini-implantes no IZC para retrair toda a dentição maxilar num único bloco.

BIOMECÂNICA DOS MINI-IMPLANTES NA PLATAFORMA BUCAL:

Com exceção da necessidade de extração do terceiro molar, essa mecânica é considerada não-extracional e não-cirúrgica, e permite que toda a dentição mandibular seja retraída em um único bloco, uma vez que os mini-implantes estão localizados fora da linha de ação das raízes e, portanto, não interferem na movimentação de toda a arcada. Roberts et al.[18] demonstraram, por meio de elementos finitos (3D) e análise de TCFC, um sistema robusto, considerado "estaticamente determinado", que decorre da mecânica para retração de toda a dentição mandibular, produzida pelo uso de dois mini-implantes no BS e um fio retangular de tamanho normal, com molas de NiTi aplicando força constante de 200g.

Alguns dos autores aludem ainda à existência de três factores críticos para que a mecânica seja considerada estaticamente determinada e passível de ser estudada por meio de elementos finitos:

1) Utilização de arco rectangular (tamanho normal) com controlo de binário durante a retracção

2) Força constante relativa resultante de molas superelásticas de NiTi e

3) Força aplicada directamente no arco.

Assim, surge o conceito de "segmento", que é definido no plano sagital como um bloco de dentes, com um fio retangular inserido em todos os dentes anteriores, para controle de torque, o que permite que toda a arcada seja retraída em massa, sem inclinação significativa. Roberts et al. consideram esse sistema de retração dos dentes mandibulares ancorado em dois mini-implantes no BS um excelente recurso para o tratamento conservador e não extrativo da má oclusão de Classe III com mordida aberta anterior, uma vez que a força de retração em toda a arcada gera uma força intrusiva nos molares e uma força extrusiva nos incisivos, causada pela rotação da arcada mandibular. Essa rotação do plano mandibular no sentido anti-horário, observada por meio da análise de elementos finitos, resultou em uma intrusão de 3mm nos molares e extrusão de 2mm nos incisivos, favorecendo o fechamento da mordida aberta e a correção simultânea da Classe III. Na sobreposição dos efeitos médios, durante a análise dos elementos finitos, observou-se um eixo de rotação de toda a arcada próximo à área do canino inferior.

Shih et al[19] demonstraram a rotação do plano oclusal mandibular durante a retração dos dentes mandibulares com mini-implantes BS e força de tração do arco para o mini-implante. Essa rotação no sentido anti-horário ocorre porque a linha de ação da força está localizada oclusalmente ao centro de resistência da arcada e, consequentemente, gera um momento que causa extrusão dos incisivos e intrusão dos molares. A rotação da arcada associada à retração manifesta-se com uma clara inclinação distal dos molares. Também pode ser observada uma diminuição do ângulo do plano mandibular.

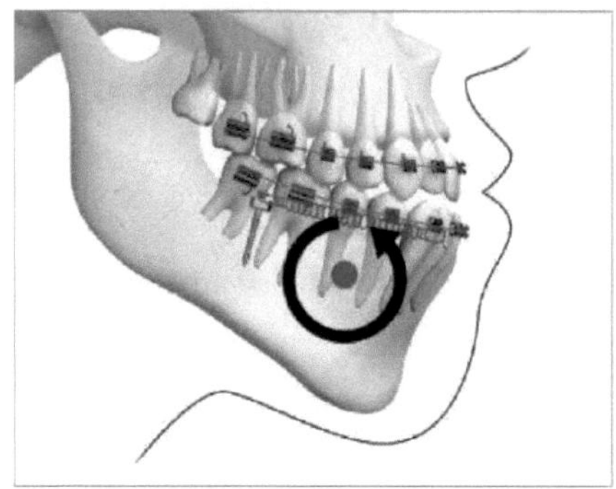

A mecânica determinante, segundo Roberts et al., decorre da mecânica de retracção da dentição mandibular, produzida por dois mini-implantes na arcada rectangular BS e de tamanho normal com molas NiTi, aplicando 200g de força constante, em pacientes de Classe III.

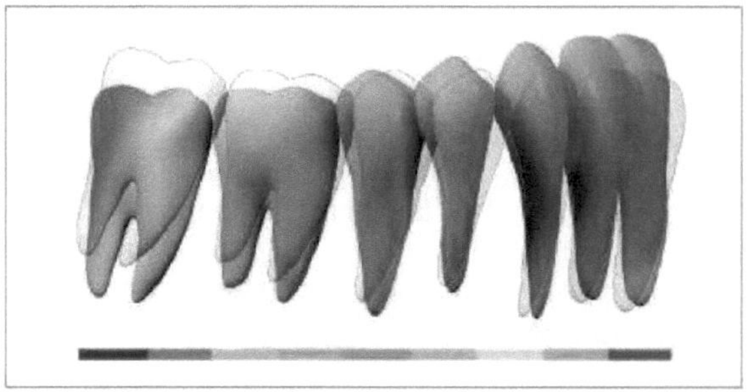

Esquema mostrando, por meio de elementos finitos, a rotação posterior da mandíbula sobre um eixo de rotação na área do canino.

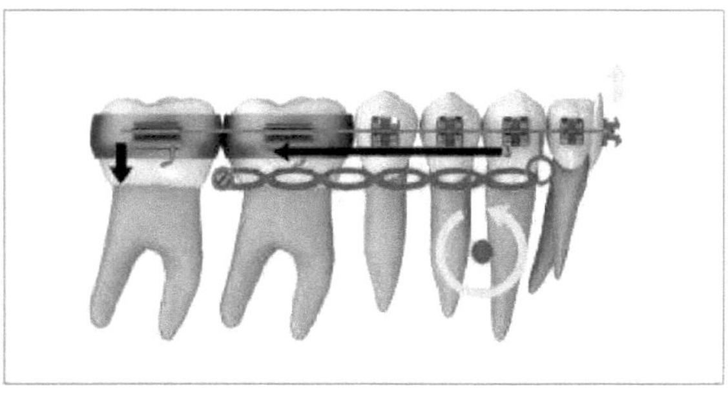

Esquema ilustrando a aplicação da mecânica de mini-implantes no BS, com o objetivo de retrair toda a dentição mandibular num único bloco. Observa-se a rotação do plano oclusal mandibular no sentido anti-horário, devido à linha de ação da força estar posicionada oclusalmente ao centro de resistência mandibular. Assim, o momento gerado provoca a extrusão dos incisivos e a intrusão dos molares.

Generalidades dos sistemas de força dos mini-implantes extra-alveolares:

De uma forma geral, a biomecânica para distalização de toda a dentição, maxilar e mandibular, pode ser feita numa única etapa. Observa-se que, durante a retração dentária em massa, cria-se um momento no sentido horário na maxila e um momento no sentido anti-horário na mandíbula. Esses momentos de força resultante promovem um movimento de inclinação descontrolado nos dentes posteriores, uma vez que a direção da força passa longe do centro de resistência (Cr) da maxila e da mandíbula. Além disso, forças verticais são geradas sobre incisivos e molares. Com essa mecânica, os incisivos apresentam extrusão, aumentando a sobremordida, enquanto os molares respondem com uma força intrusiva que tende a abrir a mordida na região posterior. Esse sofisticado sistema de forças acaba modificando os planos oclusais maxilar e mandibular.

VARIAÇÕES DOS SISTEMAS DE FORÇAS:

Como já foi referido, cada caso particular requer uma aplicação correcta da força (direcção e ponto de ancoragem). Por essa razão, há dois factores importantes a ter em conta quando se estuda a concepção correcta da força, na qual se podem obter diferentes tipos de movimentos dentários[37] :

1) Altura dos ganchos na zona anterior

2) Alteração da altura na inserção de mini-implantes extra-alveolares.

Nem sempre é possível alterar a altura de instalação dos mini-implantes, pois existem inúmeros factores que influenciam a escolha do local ideal. No entanto, dada a direcção de força que é exigida para cada caso, sabe-se que o tipo de gancho/braço de alimentação anterior, no que diz respeito à sua altura e localização, será um factor decisivo para o tipo de movimento esperado. Alterações na geometria da força através de diferentes ganchos ou power arm na região anterior da arcada podem influenciar o controle do torque dos incisivos, assim como as alterações verticais que ocorrem na região (mordida aberta ou mordida profunda)[37] . Além disso, o uso de forças assimétricas para correção da subdivisão de Classe II, por meio de mini-implantes no CIV, deve levar em consideração a possível inclinação do plano oclusal. Da mesma forma, os tratamentos assimétricos dos desvios da linha média devem ser extremamente bem planejados, quanto à correta aplicação da linha de ação das forças.

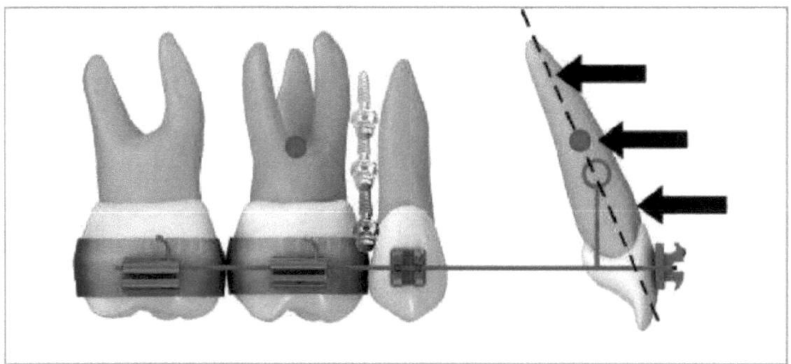

Esquema exemplificativo de como modificar a linha de acção de força quando se utilizam mini-implantes extra-alveolares: a altura de instalação dos mini-implantes pode ser alterada ou a altura dos ganchos na zona

Utilização de um gancho curto:

A figura abaixo mostra um sistema de forças no qual uma retração anterior é promovida pela força gerada por uma mola de NiTi ou elásticos em cadeia, conectando o mini-implante a um gancho curto preso ao arco. Os dentes anteriores têm a tendência de girar no sentido horário quando a força de retração é aplicada por meio de uma força que passa abaixo do Cr, o que leva à perda de torque e a uma força de extrusão vertical nos incisivos.

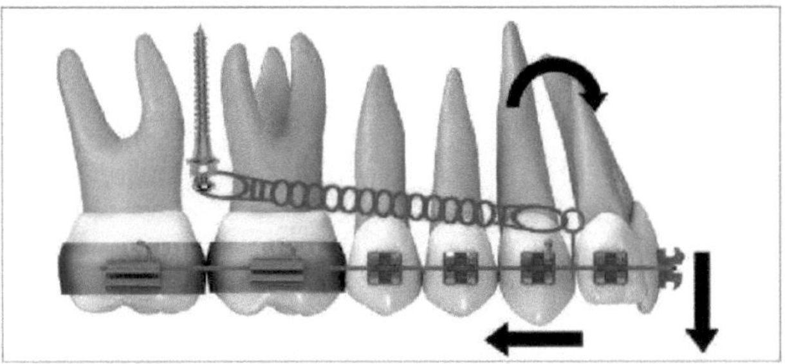

Utilização do gancho curto durante a retracção de toda a arcada com uma força de 350g/lado proveniente de uma mola de NiTi ligada do mini-implante ao gancho curto preso ao fio. A força passa por baixo do Cr, o que significa que os dentes anteriores são susceptíveis de rodar no sentido dos ponteiros do relógio (seta curva), perdendo o torque e gerando uma

força de extrusão vertical sobre os incisivos.

Utilização de um anzol de comprimento médio:

Na retração de toda a arcada dentária, se houver intenção de preservar o torque anterior, deve-se alterar a geometria da direção da força. A figura abaixo mostra a solução exata de como manter o torque durante a distalização de toda a arcada: aumentou-se a altura do gancho mesial ao canino, permitindo que a linha de ação da força passasse próxima ao centro de resistência do incisivo. Com esse procedimento, o momento anterior provavelmente será anulado e, durante a retração, o torque dos incisivos poderá ser mantido, com menor alteração do plano oclusal.

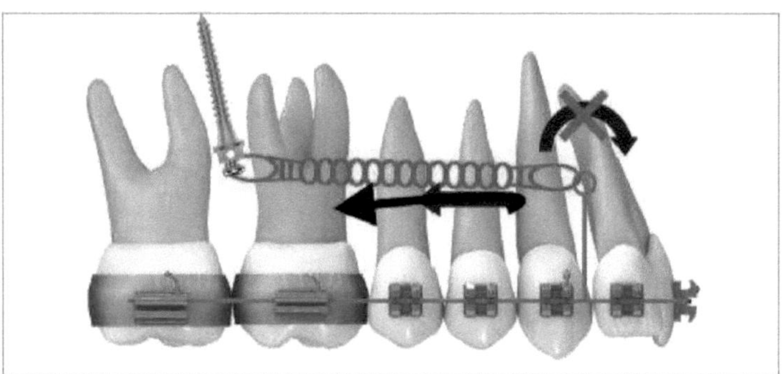

Esquema ilustrando a biomecânica da retracção de toda a arcada maxilar com um gancho de comprimento médio: a altura do gancho posicionado mesialmente ao canino permite que a linha de acção da força passe à altura do centro de resistência dos incisivos.

Utilização de um gancho longo :

Para que os incisivos recebam o torque radicular lingual adequado, durante a distalização de toda a arcada, o comprimento do gancho/braço de força deve ser maior, para que a força passe acima do centro de resistência, gerando um momento anti-horário nesses dentes. Park et al. aludiram ao fato de que, durante a retração de toda a dentição maxilar, devem ser utilizados arcos com ganchos longos, para criar torque radicular lingual nos incisivos. A figura abaixo mostra a mecânica de retração com momento anti-horário (torque lingual da raiz) e efeito de extrusão nos incisivos.

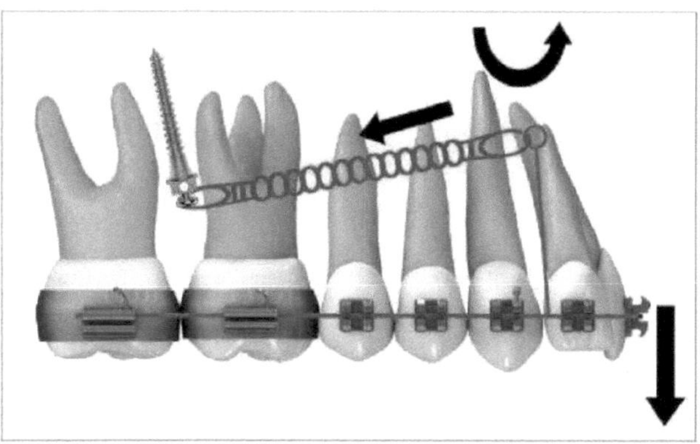

Esquema ilustrativo de um caso de extracção de pré-molares superiores e da biomecânica da retracção anterior: a altura do gancho mesial ao canino permite que a linha de acção da força passe acima do centro de

resistência dos incisivos.

Esse procedimento gera um momento anterior anti-horário durante a retração e extrusão simultânea dos incisivos. No entanto, é importante salientar que este procedimento pode ser mais difícil de ser realizado em consultório, devido à possibilidade de ferir a mucosa oral do paciente.

SISTEMAS DE FORÇA PARA DISTALIZAÇÃO E INTRUSÃO SIMULTÂNEAS:

Durante a distalização de toda a dentição maxilar para correção de Classe II, utilizando mecânica com mini-implantes no IZC, devido à força que passa por baixo da Cr, os dentes anteriores tendem a girar no sentido horário, perder torque e extruir. Essa extrusão intensifica a sobremordida, um resultado bem-vindo caso o paciente apresente mordida aberta anterior. Por outro lado, caso já exista sobremordida, especialmente com sorriso gengival, a intrusão anterior com mini-implantes interradiculares e mini-implantes em IZC seria uma opção. Para equilibrar o efeito de rotação do plano oclusal maxilar no sentido horário e favorecer a correcção do sorriso gengival, promovendo a ancoragem à retracção anterior, foi sugerido que, para além de dois mini-implantes IZC, outros dois fossem instalados entre os incisivos centrais e laterais[38].

Elas neutralizariam a extrusão anterior, resultando na intrusão de toda a dentição maxilar e favorecendo a correção do sorriso gengival. Além disso, outra sugestão seria a gengivectomia na região anterior (alongamento de coroa) para melhorar o sorriso gengival[38] .

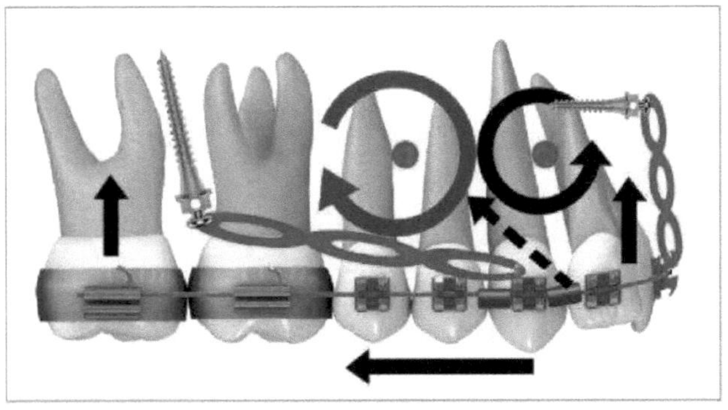

Sofisticado sistema de forças decorrente de dois mini-implantes no IZC e outros dois na região anterior da maxila: observa-se uma força distalizadora dentoalveolar de toda a dentição maxilar, devido à ancoragem no IZC. Ocorre uma rotação (momento) no sentido horário de toda a arcada em torno do Cr da maxila Na região posterior, ocorre uma força vertical intrusiva. Observa-se uma força vertical intrusiva sobre os incisivos e um momento no sentido anti-horário em torno da Cr dos dentes anteriores.

IMPLICAÇÕES CLÍNICAS DOS IMPLANTES EXTRA-ALVEOLARES MINI :

DISTALIZAÇÃO DE MOLARES COM IMPLANTES IZC:

Antes da distalização

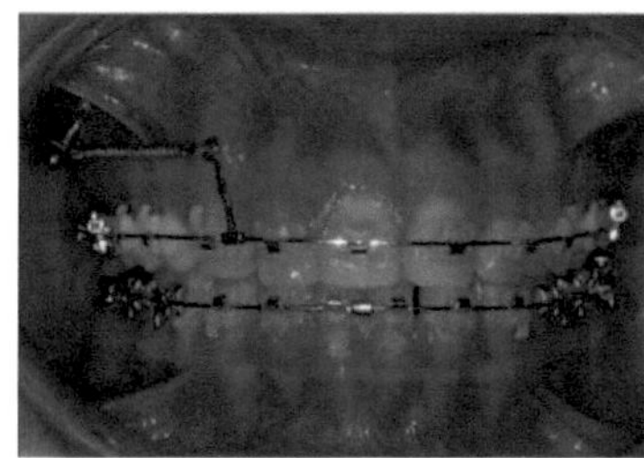
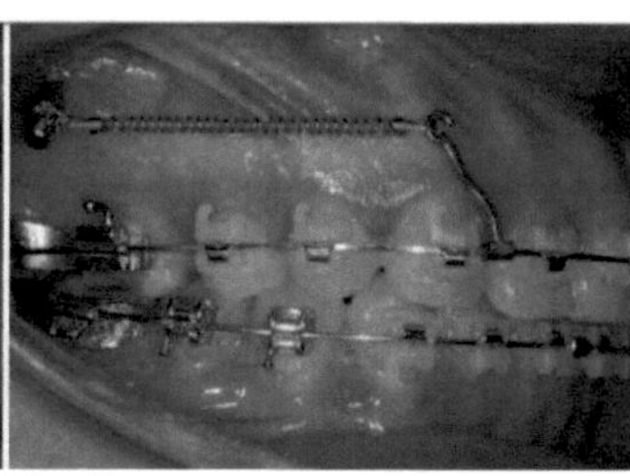

Após a distalização

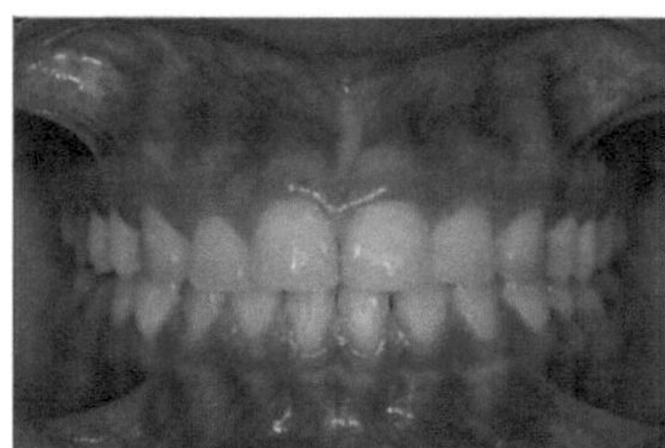
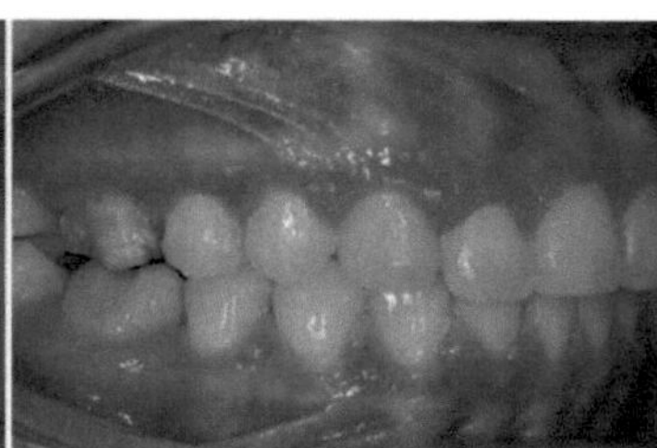

INTRUSÃO DE DENTES POSTERIORES:

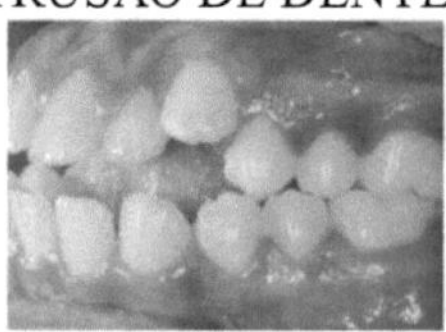
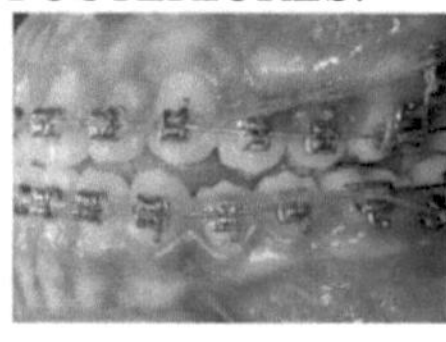
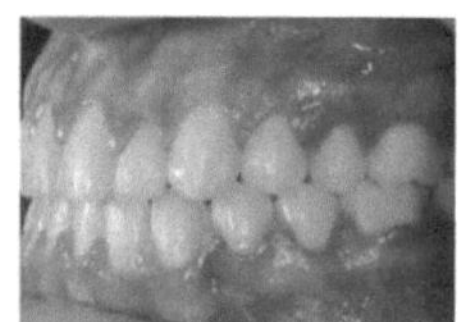

RETRACÇÃO EM MASSA DOS DENTES MAXILARES:

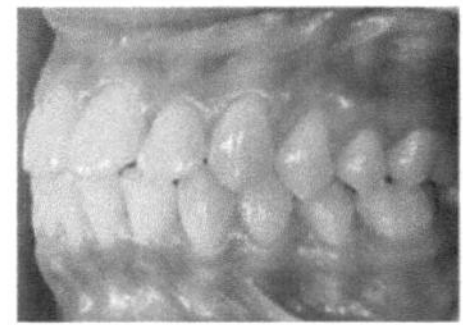 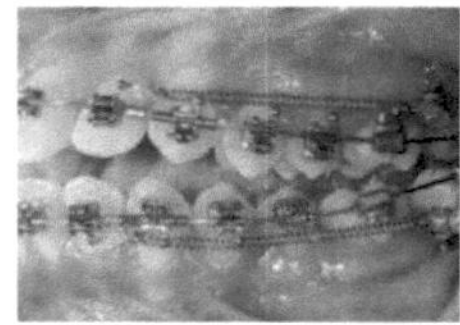 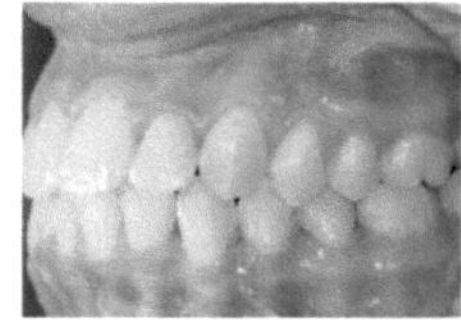

CANTILEVER DE SUPORTE EXTRA ALVEOLAR PARA CANINOS

TRACÇÃO:

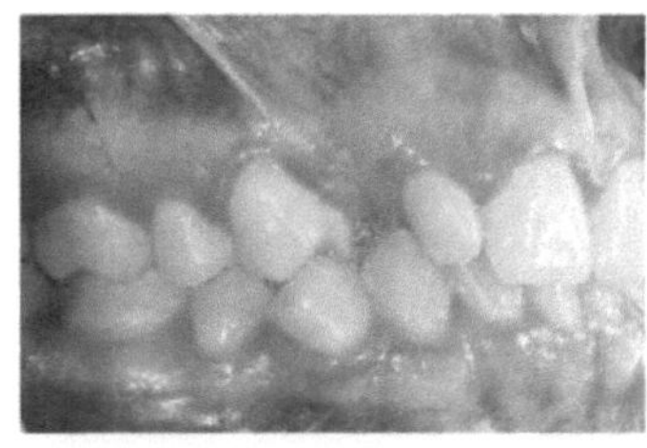 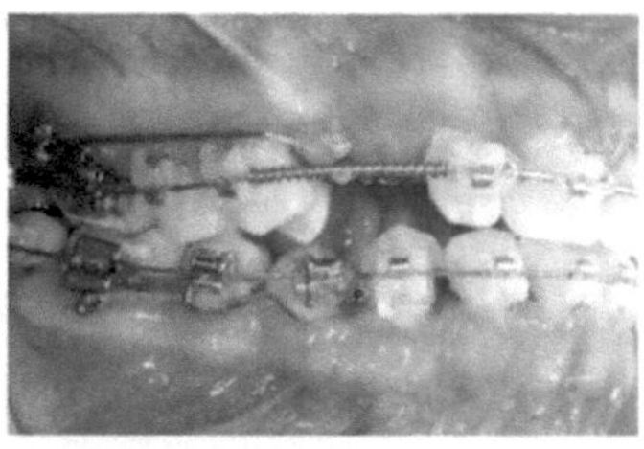

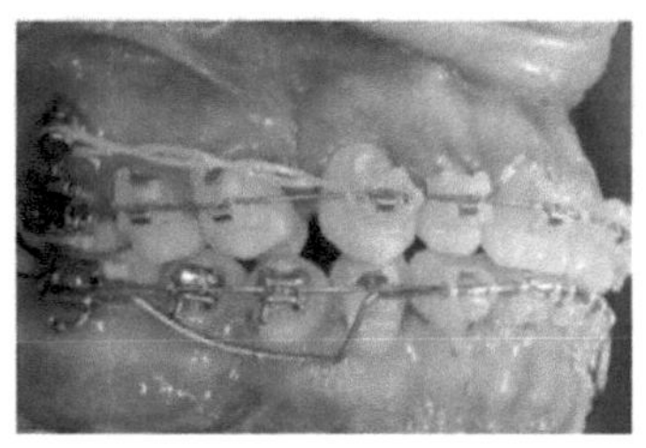 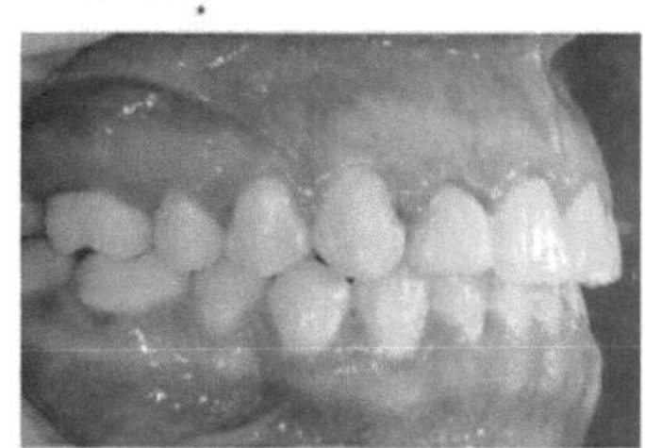

CORRECÇÃO DA LINHA MÉDIA SUPERIOR COM IZC:

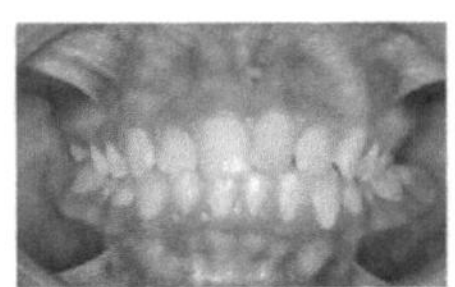 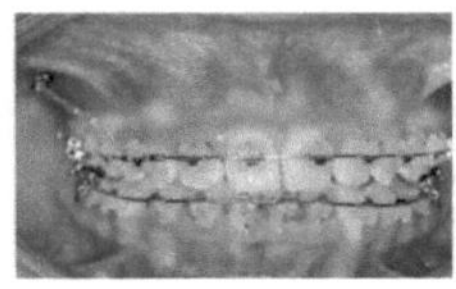 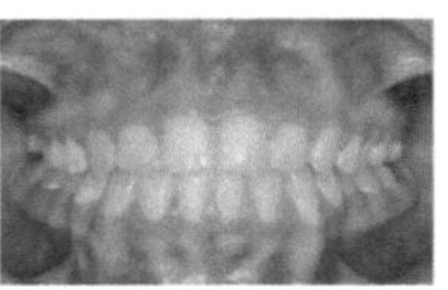

DISTALIZAÇÃO DA ARCADA COMPLETA UTILIZANDO
IMPLANTES DE PRATELEIRA VESTIBULAR:

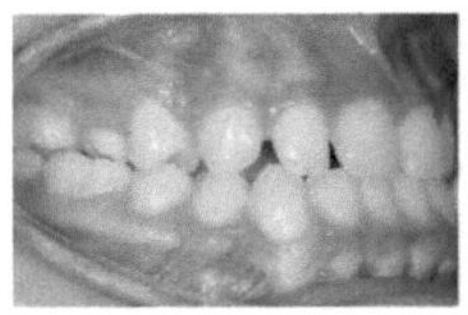 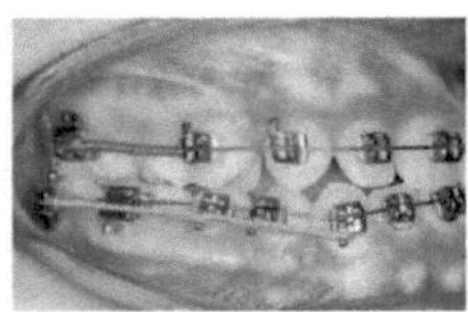 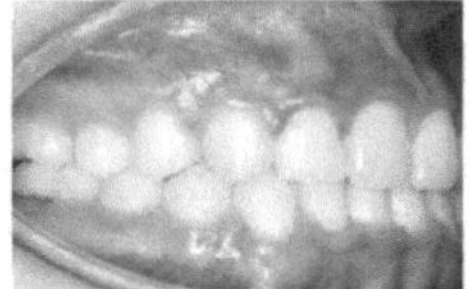

CORRECÇÃO DA ASSIMETRIA DA LINHA MÉDIA MANDIBULAR,
COM O AUXÍLIO DE UM MINI-IMPLANTE NA PRATELEIRA
VESTIBULAR DIREITA:

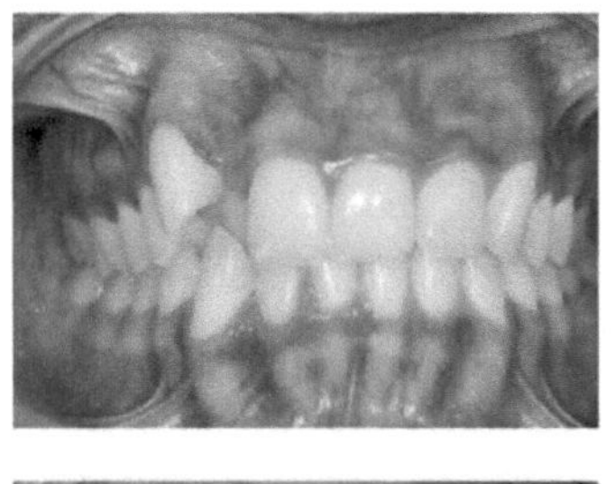
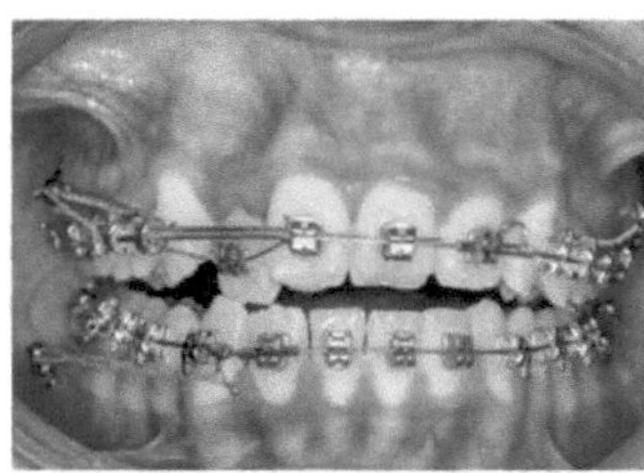
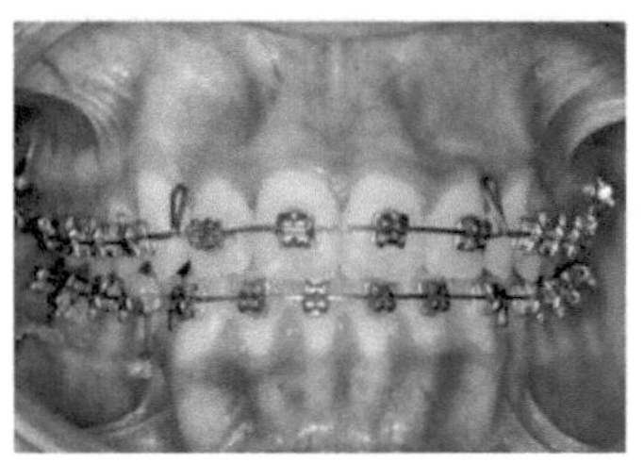
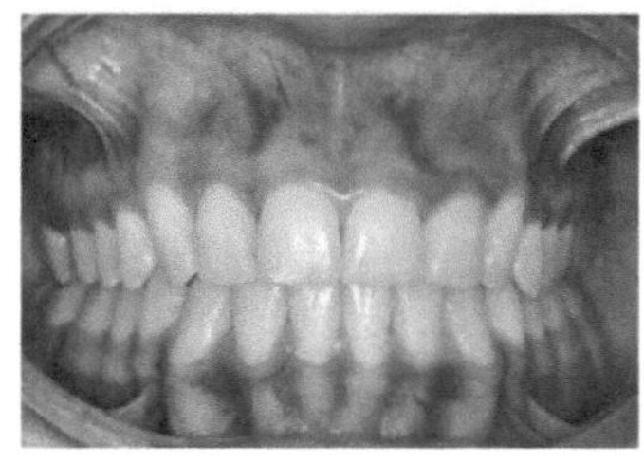

COMBINAÇÃO DE IMPLANTES IZC E BS:

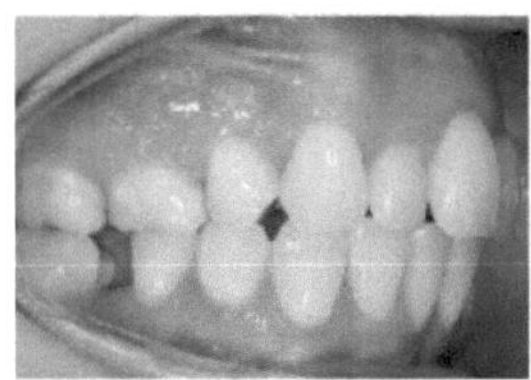
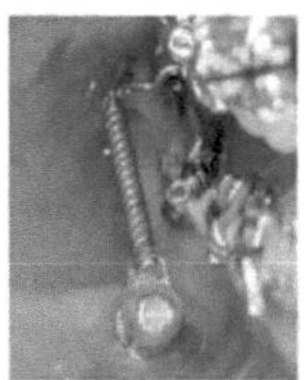
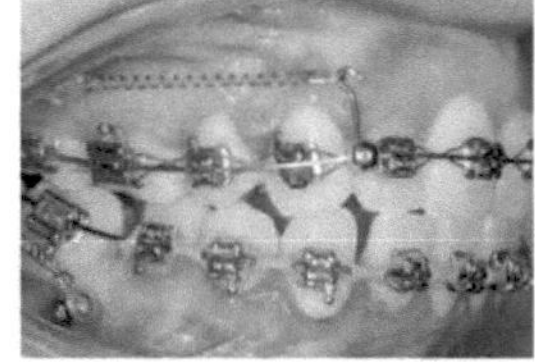

IMPLANTES PALATAIS

1. Controlo sagital da dentição maxilar:

1.   <u>Retracção dos dentes anteriores :</u>

O controlo da ancoragem é crítico em casos que requerem ancoragem máxima ou absoluta para correcção de apinhamento ou protrusão dos dentes anteriores. A utilização de mini-parafusos ou mini-placas para retracção em massa tornou-se uma abordagem eficiente e rotineira, uma vez que simplifica a mecânica de reforço da ancoragem. Os TSADs palatinos podem ser usados para ancoragem indirecta ou directa para retracção em massa[39,40] . A ancoragem indireta é formada pela fixação dos TSADs palatinos com um arco lingual ou um arco transpalatino (TPA) conectado aos primeiros molares ou segundos pré-molares. Este desenho proporciona um bom controlo da ancoragem e foi relatada uma perda de ancoragem de aproximadamente 1-1,5 mm[48,49] . Verticalmente, os molares foram intruídos em 1,30 mm. O tipo de arco lingual é vulnerável à força lateral, o que resulta numa expansão transversal durante o fecho do espaço. Para minimizar o efeito lateral transversal, pode ser aplicado um arco lingual combinado com TPA. A largura intermolar aumentou em 1,73 ± 0,39 mm com um arco lingual, e diminuiu em 0,36 ± 0,11 mm quando ambos os molares foram integrados com TPA. No entanto, pode haver ainda uma pequena perda de ancoragem dos molares e perda de torque dos incisivos superiores, uma vez que o vector de força pode não atingir o centro de resistência dos dentes anteriores. Para ancoragem direta, os TSADs podem ser usados com aparelhos ortodônticos linguais. No tratamento ortodôntico lingual.

Para ancoragem directa, os TSADs podem ser utilizados com aparelhos ortodônticos linguais. No tratamento ortodôntico lingual, o controlo do torque anterior durante a retracção é difícil de conseguir em comparação com os aparelhos labiais, pelo que é fundamental controlar a relação momento/força, retraindo os incisivos sob forças suaves e aumentando adequadamente o torque da raiz lingual[43] . Os TSADs palatinos podem fornecer uma ampla gama de níveis de aplicação de força, devido à profundidade da abóbada palatina. Através do ajuste do comprimento do braço de alavanca e da posição dos mini-parafusos, pode ser alcançada a linha de acção desejada da força de retracção em relação ao centro de resistência do segmento anterior. A retração segmentar é outra abordagem que utiliza os TSADs palatinos como ancoragem direta. Os dentes anteriores foram esplintados no lado lingual, e são retraídos para os TSADs palatinos usando elastómeros ou molas helicoidais de NiTi através de uma alavanca ligada ao segmento anterior. Como o fechamento do espaço é realizado primeiro, a protrusão labial pode ser melhorada mais cedo do que com o sistema de braquetes convencional.

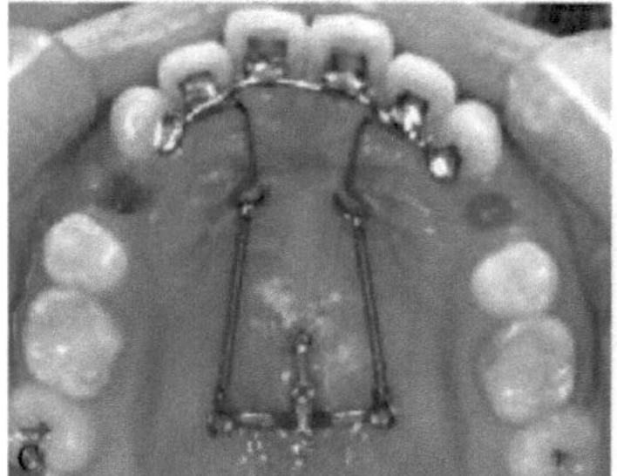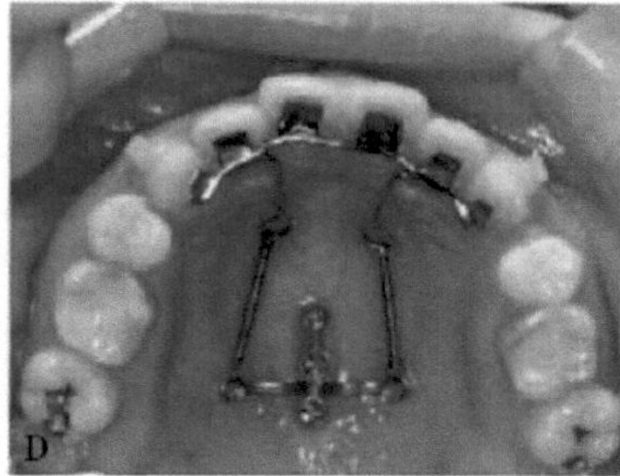

Implantes palatinos na retracção de dentes anteriores

2. Distalização:

Para além da correcção das relações inter-arcos de Classe II, a distalização suficiente utilizando os TSADs, juntamente com a expansão do arco e a redução interproximal, tornou-se um dos principais contribuintes para a expansão do âmbito do tratamento sem extracção[44] . Os TSADs palatinos têm duas grandes vantagens para a distalização da arcada total maxilar em comparação com os TSADs vestibulares:

- Não estão na trajectória do movimento dentário e não precisam de ser substituídos
- Proporcionam uma vasta gama de pontos de aplicação de força e os clínicos podem tentar convenientemente o movimento de inclinação corporal ou distal da coroa/ distal da raiz.

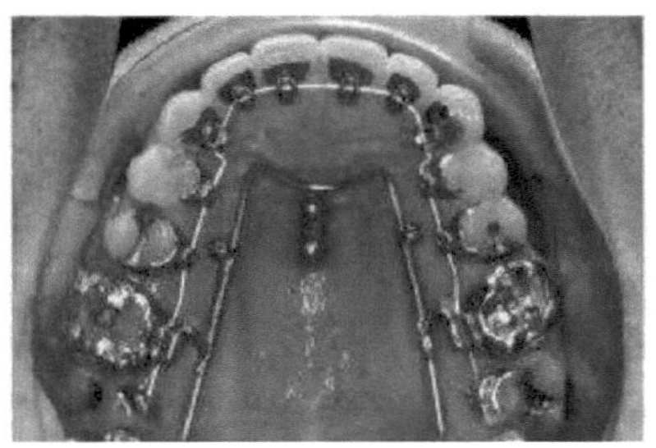

Mini-implantes palatinos para distalização

3. Mesialização:

Apenas alguns desenhos de aparelhos para a mesialização dos molares superiores foram propostos. A direção inversa do desenho de distalização pode alcançar o movimento mesial da dentição maxilar[64] .

2. Controlo vertical da dentição maxilar:

1. Intrusão:

Para a intrusão do molar superior, foi proposta uma combinação de TPA/lingual e TSADs palatinos. A força de intrusão do lado palatino cria um momento de inclinação palatina do dente maxilar; portanto, um arco TPA/lingual é necessário para neutralizar esses momentos quando a intrusão bilateral é necessária. A intrusão unilateral do molar maxilar com apenas TSADs palatinos não foi relatada, e parece que o uso de TSADs palatinos e vestibulares é geralmente necessário.

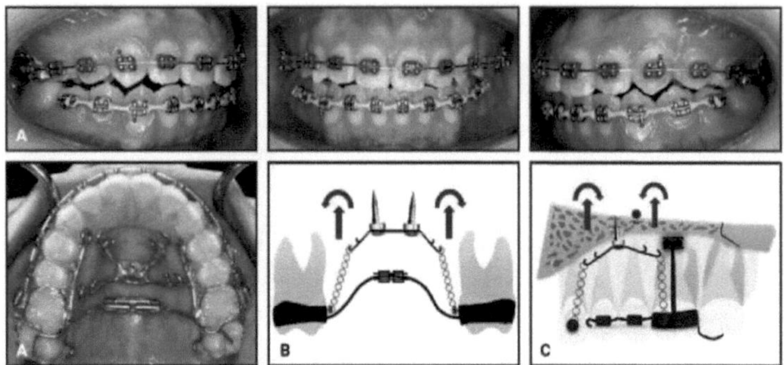

Implantes palatinos para intrusão de dentes molares

2. Extrusão:

Situações clínicas que requerem a extrusão dos molares ou de parte ou de toda a dentição são muito raras, e não foi possível encontrar relatos de extrusão com o uso de AATDs palatinos.

3. Controlo transversal da dentição maxilar:

Recentemente, a expansão palatina rápida assistida por mini-implante (MARPE) está a ganhar popularidade. A MARPE exerce a força de expansão directamente na sutura palatina mediana, o que tem a vantagem de aumentar a possibilidade de expansão esquelética, reduzir os efeitos secundários dentários e ser aplicável mesmo em adultos jovens com maturação avançada da sutura palatina mediana[46,47] .

A concepção do MARPE é diversificada e pode ser dividida em:

- Com origem nos ossos

- Tecido-ósseo

- Nascido no dente, de acordo com a área de apoio.

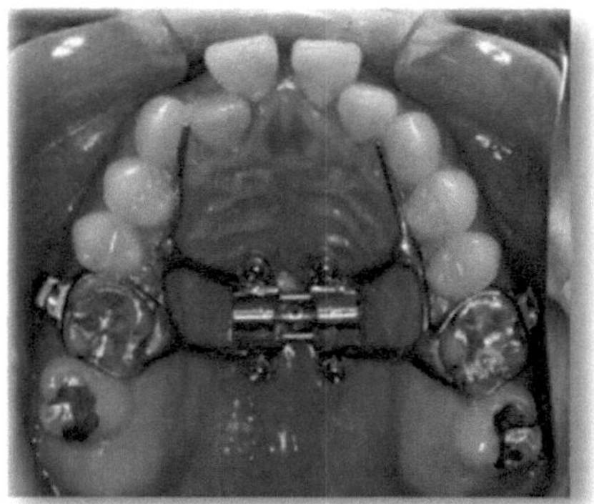

MARPE DESIGN

CAPÍTULO 4

COMPLICAÇÕES DOS MINI-PARAFUSOS:

As complicações devidas aos mini-parafusos podem ocorrer devido a muitos factores do doente ou do operador. Estas complicações podem ser classificadas com base no momento em que ocorrem:

1. Complicações durante a colocação
2. Complicações durante a carga ortodôntica
3. Complicações durante a remoção

1. Complicações durante a colocação:

Deslizamento do mini-rosca:

O médico pode não conseguir encaixar totalmente o osso cortical durante a colocação e deslizar inadvertidamente o mini-implante sob o tecido da mucosa ao longo do periósteo. As regiões de alto risco para o deslizamento do mini-implante incluem planos ósseos inclinados na mucosa alveolar, como o contraforte zigomático, a almofada retromolar, a prateleira cortical vestibular e a exostose vestibular maxilar, se presente. O deslizamento na almofada retromolar pode levar ao maior risco de danos iatrogénicos se o mini-implante se deslocar para a língua no espaço submandibular ou no espaço lateral da faringe, perto dos nervos lingual e do ramo alveolar inferior. Na região retromolar, deve ser seriamente considerada a exposição do retalho para visualização directa e um orifício piloto pré-perfurado, mesmo para mini-implantes auto-perfurantes. Se o tecido alveolar for fino e tenso, alguns clínicos defendem a colocação do orifício piloto com um método transmucoso, utilizando uma broca de velocidade lenta para perfurar tanto o tecido como o osso cortical sem fazer um retalho[48].

Envolvimento de nervos:

A lesão do nervo pode ocorrer durante a colocação de mini-parafusos na vertente palatina maxilar, no dentoalveolo vestibular mandibular e na região retromolar. A maioria das lesões nervosas menores que não envolvem lacerações completas são transitórias, com correcção total em 6 meses[49].

A colocação de mini-implantes na vertente palatina maxilar corre o risco de ferir o nervo palatino maior que sai do forame palatino maior. O forame palatino maior está localizado lateralmente ao terceiro molar ou entre o segundo e o terceiro molares[50,51].

A colocação de mini-implantes na almofada retromolar pode causar lesões no nervo vestibular longo e no nervo lingual. O nervo vestibular longo ramifica-se a partir do tronco do nervo mandibular e cruza no alto da almofada retromolar, fornecendo a mucosa da bochecha. Para evitar o envolvimento do nervo e o deslizamento, recomenda-se que os mini-implantes retromolares não tenham mais de 8 mm de comprimento e sejam colocados na região retromolar vestibular abaixo do ramo anterior.

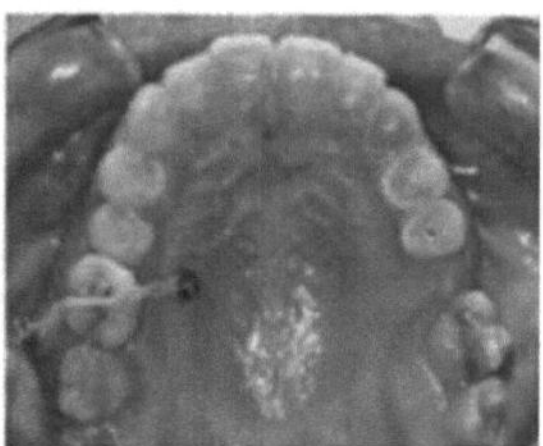

A zona de colocação é importante, uma vez que pode provocar lesões nos nervos

Enfisema subcutâneo aéreo:

O clínico deve estar atento ao enfisema subcutâneo durante a colocação do mini-implante através do tecido alveolar solto das regiões retromolar, bucal posterior mandibular e zigomática maxilar. Se for necessário perfurar um ponto de aquisição ou um orifício piloto através da mucosa, o médico deve utilizar uma velocidade lenta sob baixa pressão de rotação. Se for colocado um orifício piloto ou um punção da mucosa, nunca deve ser utilizada uma seringa de ar-água. O ar da seringa pode entrar no espaço submucoso através da pequena abertura do tecido, mesmo em tecido ligado [5253] . A hemorragia e a saliva devem ser controladas com sucção, algodão e gaze, em vez de uma seringa de ar-água.

Perfuração do seio nasal e maxilar:

A perfuração do seio nasal e dos seios maxilares pode ocorrer durante a colocação de mini-implantes nas regiões incisal e zigomática do maxilar. A penetração da membrana de Schneiderian é um fenómeno bem documentado que ocorre frequentemente quando a parede lateral fina do seio é fracturada a partir do lado bucal[54] . Se o seio maxilar tiver sido perfurado, o pequeno diâmetro do mini-implante não justifica a sua remoção imediata. A terapia ortodôntica deve continuar, e o paciente deve ser monitorado para o desenvolvimento potencial de sinusite e mucocele.

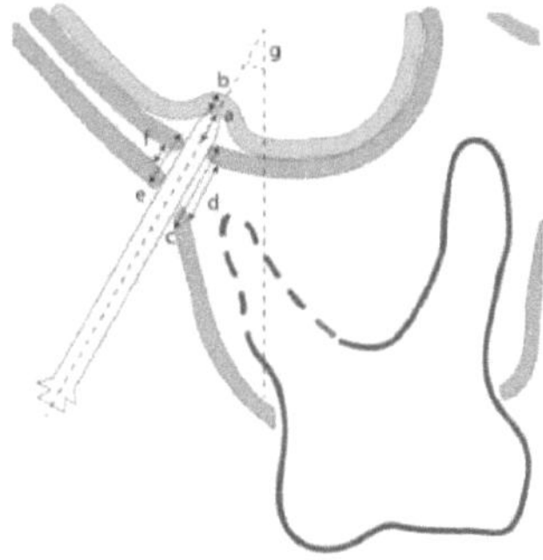

Penetração do implante IZC no seio maxilar

Flexão, fractura e tensão de torção de mini-roscas:

O aumento da tensão de torção durante a colocação pode levar à flexão ou fractura do implante, ou produzir pequenas fissuras no osso peri-implantar, que afectam a estabilidade do mini-implante[35,36,37] . Os mini-implantes auto-perfurantes devem ser inseridos lentamente, com o mínimo de pressão, para assegurar o máximo contacto entre o mini-implante e o osso. Recomenda-se um ponto de compra ou um orifício piloto em regiões de osso cortical denso, mesmo para mini-implantes auto-perfurantes. Durante a colocação do mini-implante em osso cortical denso, o médico deve considerar a possibilidade de desrotar periodicamente o mini-implante 1 ou 2 voltas para reduzir as tensões no mini-implante e no osso. O médico deve parar de inserir o mini-implante assim que o pescoço liso do seu eixo atingir o periósteo. A inserção excessiva pode adicionar tensão de torção ao pescoço do mini-implante, levando ao afrouxamento do parafuso e ao crescimento excessivo dos tecidos moles. Depois de o mini-implante ter sido inserido, o stress de torção provocado pelo movimento da chave manual para fora da cabeça do mini-implante pode enfraquecer a estabilidade[58] . Ao remover a chave de mão da cabeça do mini-parafuso, o médico deve separar cuidadosamente a pega da chave de mão do seu eixo e, em seguida, remover cuidadosamente o eixo da cabeça do mini-parafuso.

2. **Complicações durante a carga ortodôntica**

Falha na ancoragem estacionária :

De acordo com a literatura, as taxas de falha de ancoragem estacionária dos mini-implantes sob carga ortodôntica variam entre 11% e 30%[59,60,61,62] . Se um mini-implante se soltar, ele não recuperará a estabilidade e, provavelmente, terá que ser removido e substituído. A estabilidade do mini-implante ortodôntico ao longo do tratamento depende da densidade óssea, dos tecidos moles peri-implantares, do desenho do mini-implante, da técnica cirúrgica e da carga de força

Ainda não é claro qual a carga de força máxima que um mini-implante pode suportar no que respeita à ancoragem estacionária. Dalstra et al[63] referiram que os mini-implantes inseridos em osso cortical fino e trabéculas finas devem ser limitados a 50 g de força de carga imediata. Buchter et al[60] relataram que os mini-implantes colocados em osso mandibular denso permaneceram clinicamente estáveis com até 900 g de força. Muitos artigos relataram a estabilidade do mini-implante com forças de carga de 300 g ou menos. Em regiões de baixa densidade óssea, a simples colocação de um mini-implante mais longo sob uma força ortodôntica menor não garante uma ancoragem estacionária.

<u>**Complicações dos tecidos moles:**</u>

Ulceração aftosa:

As ulcerações aftosas menores, ou aftas, podem desenvolver-se à volta da haste do mini-implante ou na mucosa bucal adjacente em contacto com a cabeça do mini-implante. As aftas são caracterizadas como úlceras ligeiramente dolorosas que afectam a mucosa não queratinizada[64] . As ulcerações aftosas menores são normalmente causadas por traumatismos dos tecidos moles, mas podem ocorrer como resultado de predisposição genética, infecção bacteriana, alergia, desequilíbrio hormonal, desequilíbrio vitamínico e factores imunológicos e psicológicos[64] . As ulcerações aftosas menores são autolimitadas e desaparecem em 7 a 10 dias sem deixar cicatrizes. A colocação de um pilar de cicatrização, de uma pastilha de cera ou de um separador elástico grande sobre a cabeça do mini-implante, com a utilização diária de clorexidina (0,12%, 10 ml), previne normalmente a ulceração e melhora o conforto do paciente. A ocorrência de uma ulceração aftosa não parece ser um factor de risco directo para a estabilidade do mini-implante, mas a sua presença pode ser um aviso de uma maior inflamação dos tecidos moles.

Inflamação dos tecidos moles, infecção e periimplantite:

O tecido peri-implantar saudável desempenha um papel importante como barreira biológica às bactérias. A inflamação dos tecidos, a infecção ligeira e a peri-implantite podem ocorrer após a colocação do mini-implante. A inflamação dos tecidos moles peri-implantares tem sido associada a um aumento de 30% na taxa de insucesso. A peri-implantite é a inflamação da mucosa circundante do implante com perda de suporte ósseo clinicamente e radiograficamente evidente, hemorragia à sondagem, supuração, infiltrações epiteliais e mobilidade progressiva. O médico deve ser alertado para a irritação dos tecidos moles se estes começarem a torcer-se à volta do eixo do mini-implante durante a colocação. O crescimento excessivo dos tecidos moles pode ser minimizado através da colocação de uma tampa de pilar de cicatrização, uma bolinha de cera ou um separador elástico[65] . Alguns clínicos defendem um período de cicatrização dos tecidos moles de 2 semanas para mini-implantes colocados na mucosa alveolar antes da carga ortodôntica.

3. <u>Complicações durante a remoção:</u>

A cabeça do mini-implante pode fracturar do colo da haste durante a remoção. Os autores recomendam um diâmetro mínimo de 1,6 mm para mini-implantes auto-perfurantes de 8 mm ou mais colocados em osso cortical denso. A técnica de colocação adequada pode minimizar o risco de

fractura do mini-implante durante a sua remoção. Se o mini-implante

fracturar ao nível do osso, poderá ser necessário remover a haste com uma

trefina[66] .

FALHA DE IMPLANTES EXTRA-ALVEOLARES

Os mini-implantes são constituídos principalmente por dois materiais, ou seja, aço inoxidável e ligas de titânio. O aço inoxidável é, desde há muito, o material de eleição para aplicações ortopédicas que requerem parafusos auto-perfurantes afiados que sejam duros (resistentes à fractura). A comparação in vivo de SS e TiA (Ti) para DATs não integrados revelou que não havia diferenças significativas na resposta óssea. Para evitar fracturas da plataforma bucal, o SS continua a ser o material preferido para a área da plataforma bucal mandibular. O TiA pode ser um material adequado para a área mandibular, mas é necessário um estudo específico de fracturas. Em comparação com a SS, o TiA apresentou uma taxa de fracasso ligeiramente inferior em AG e no lado direito. Pequenas diferenças nos materiais e nas taxas de insucesso específicas do local podem parecer triviais, mas são dados importantes para aperfeiçoar os procedimentos cirúrgicos e de fabrico. As taxas globais de sucesso para os DAT extra-alveolares feitos de ambos os materiais excederam os 92%, pelo que o SS ou o TiA são adequados para a maioria das aplicações clínicas[70] .

Uma meta-análise recente indicou que a taxa média de sucesso global dos mini-implantes é de aproximadamente 86% . Esta análise incluiu estudos sobre mini-implantes colocados em diferentes localizações maxilomandibulares. No entanto, a grande maioria dos estudos sobre a taxa de insucesso dos mini-implantes centrou-se predominantemente nos que foram colocados em locais inter-radiculares. Os resultados de vários estudos sobre IZC mostram que os mini-implantes IZ têm uma taxa de sucesso ligeiramente inferior (78,2%) à dos mini-implantes médios. Mas Liou et al. registaram 100% de sucesso dos mini-implantes colocados nesta região.

A razão para os diferentes resultados nas taxas de sucesso pode ser atribuída ao tamanho dos mini-implantes. No seu estudo, o comprimento dos mini-implantes era de 17 mm. Além disso, a taxa de sucesso nesse estudo baseou-se num período de tempo limitado de 9 meses, em comparação com outros estudos em que os mini-implantes foram carregados durante uma média de 13 meses. Além disso, a mobilidade dos mini-implantes, registada como deslocação, foi relatada no estudo de Liou em 44% dos pacientes. Assim, a falha poderia ter sido evidenciada num momento posterior para estes pacientes[69] .

Uma variável importante para as diferentes taxas de sucesso dos mini-implantes é o padrão esquelético facial. Moon et al. encontraram taxas de sucesso (77%) para os mini-implantes colocados interdentalmente em pacientes com alto ângulo do plano mandibular de Frankfurt (FMA). Um estudo realizado por Miyawaki et al. relatou que os mini-implantes colocados em pacientes com alto MPA tiveram taxas de sucesso mais baixas (72,7%). De facto, verificou-se que os pacientes com um padrão esquelético vertical aumentado têm uma espessura óssea cortical reduzida, o que pode afectar a estabilidade primária dos mini-implantes. No entanto, não se sabe se esta espessura reduzida da cortical óssea também está presente na região infrazigomática[69] .

A região palatina pode ser considerada como uma localização anatómica preferencial para mini-implantes, uma vez que contém um stock ósseo adequado e tecido mole queratinizado. Além disso, as hipóteses de lesão radicular com mini-implantes palatinos são mínimas e a localização não se encontra no trajecto do movimento dentário ortodôntico, permitindo a utilização de uma mecânica simplificada para más oclusões complexas. Na maioria dos casos, são utilizados dois ou mais mini-implantes palatinos, dependendo dos requisitos do tratamento, o que proporciona uma maior área de superfície para a distribuição da carga, resultando numa maior estabilidade.

A taxa de sucesso dos mini-implantes palatinos foi relatada na literatura e variou de 98,2% a 91%. Foram observadas elevadas taxas de sobrevivência para mini-implantes palatinos quando utilizados para protracção de molares (100%). Este facto pode ser atribuído à localização anterior (entre o primeiro pré-molar e o canino) do mini-implante, onde o stock ósseo é de boa qualidade[67] .

Além disso, a taxa de sobrevivência dos mini-implantes para intrusão de molares foi de aproximadamente 93%. Parece que a baixa faixa de força ortodôntica necessária para a intrusão de molares resultou em uma alta taxa de sobrevivência. No entanto, a taxa de sobrevivência para os mini-implantes utilizados para expansão foi significativamente menor. Altas magnitudes de forças, superiores a 10.000 gm, foram relatadas com aparelhos de expansão palatina rápida. Essas altas cargas de força sobre os mini-implantes podem levar a taxas de falha mais altas. As forças ortodônticas são influenciadas pelos objectivos do tratamento e pela finalidade dos mini-implantes. Foi relatado que as forças de carga moderadas foram bem toleradas pelos mini-implantes ortodônticos.

A maioria dos estudos de mini-implantes tem mostrado uma taxa de falha mais elevada na mandíbula (19,3%) com uma taxa de falha primária de aproximadamente 7%. A diferença significativa de falhas primárias no lado esquerdo (9,29%) em relação ao direito (5,12%) reflecte a sensibilidade técnica do procedimento e possivelmente outros factores biológicos não controlados, como os hábitos de mastigação e escovagem.

CAPÍTULO 5

CONCLUSÃO

A descoberta do parafuso IZC/BS é uma inovação mágica no campo da ortodontia. Trouxeram uma verdadeira mudança de perspectiva na conservação de uma ancoragem e alteraram o paradigma da biomecânica ortodôntica, convertendo casos cirúrgicos de fronteira em casos não cirúrgicos e casos de extracção em casos de não extracção. Até mesmo um impacto estético, que era difícil de ser alcançado pela mecânica convencional. Finalmente, é a selecção adequada do caso e a colocação precisa dos parafusos com uma boa biomecânica que ajudarão a obter um resultado óptimo nos pacientes.

Os TSADs palatinos permitem aos clínicos efectuar uma colocação minimamente invasiva e fácil com boa estabilidade. Também proporcionam um bom controlo sobre os movimentos dentários tridimensionais em vários casos clínicos. Os TSADs palatinos dão aos ortodontistas a oportunidade de alargar a variedade de desenhos de aparelhos em muitos casos difíceis.

BIBLIOGRAFIA

1. Daskalogiannakis J. Glossário de termos ortodônticos. Leipzig: Quintessence Publishing Co; 2000. In: Jason BC. Dispositivos de Ancoragem Temporária em Ortodontia: Uma Mudança de Paradigma. Semin Orthod. 2005; 11(1): 3-9.

2. Angle EH. O que há de melhor e mais recente em mecanismos ortodônticos. Dental Cosmos. 1929; 71: 260-70.

3. Jason BC. Dispositivos de Ancoragem Temporária em Ortodontia: Uma Mudança de Paradigma. Semin Orthod. 2005; 11(1): 3-9.

4. Proffit WR. Contemporary orthodontics. 3ª ed. St. Louis: Mosby; 2000. 382-87.

5. Gainsforth BL, Higley LB. Um estudo das possibilidades de ancoragem ortodôntica no osso basal. Am J Orthod Oral Surg. 1945; 31(8): 406-17.

6. Weinstein S, Haak DC, Morris LY, Snyder BB, Attaway HE. Sobre a teoria do equilíbrio da posição dentária. Angle Orthod. 1963; 33(1): 1-26.

7. Pilon JJ, Kuijpers-Jatman AM, Maltha JC. Magnitude das forças ortodônticas e taxa de movimentação dentária corporal. Um estudo experimental. Am J Orthod Dentofac Orthop. 1996; 110(1): 16-23.

8. Roberts WE, Helm FR, Marshall KJ, Gongloff RK. Implantes endósseos rígidos para ancoragem ortodôntica e ortopédica. Angle Orthod. 1989; 59(4): 247-56.

9. Kyung HM, Park HS, Bae SM, Sung JH, e Kim IB. Desenvolvimento de micro-implantes ortodônticos para ancoragem intra-oral. J Clin Orthod. 2003; 37(6): 321-28.

10. Chen F, Terada K e Handa K. Efeito de ancoragem de implantes osseointegrados palatinos de várias formas: um estudo de elementos

finitos. Angle Orthod. 2005; 75(3): 378-85.

11. Egolf RJ, BeGole EA, Upshaw HS. Factores associados à adesão do paciente ortodôntico ao uso de elásticos intra-orais e aparelhos extrabucais. Am J Orthod Dentofacial Orthop. 1990; 97(4): 336-48.

12. Branemark PI, Breine U, Adell R, et al. Ancoragem intra-óssea de próteses dentárias: I. Estudos experimentais. Scand J Plast Reconstr Surg. 1969; 3(2): 81-100.

13. Branemark PI: Osseointegração e seus antecedentes experimentais. J Prosthet Dent. 1983; 50(3): 399-410.

14. Greenfield EJ. Mounting for Artificial Teeth (Montagem de dentes artificiais). Wichita: Kansas; 1909: 1-3.

1 5. Strock AE. Trabalho experimental sobre um método para a substituição de dentes em falta através da implantação directa de um suporte metálico no alvéolo. Am J Orthod Dentofacial Orthop. 1939; 25(5): 467-47

16. Venable S, Stuck W. A Fixação Interna de Fracturas. Uma revisão histórica da sua origem e evolução. Springfield, IL: Charles C. Thomas; 1947.

17. Linkow LI. O implante de lâmina endóssea e a sua utilização em ortodontia. Int J Orthod. 1969; 7(4): 149-154.

18. Kokich VG. Gerenciando problemas ortodônticos complexos: o uso de implantes para ancoragem. InSeminars in orthodontics 1996 Jun 1 (Vol. 2, No. 2, pp. 153-160). WB Saunders.

1 9. SMALLEY WM. Implantes para movimentação dentária: determinação da localização e orientação do implante. Journal of Esthetic and Restorative Dentistry. 1995 Mar;7(2):62-72.

2 0. Smalley WM, Blanco A. Implantes para movimentação dentária: uma técnica de fabrico e colocação de restaurações provisórias. J Esthet

Dent. 1995; 7(4): 150-154.

21. Pathak, S., Patil, T., Mahamuni, A., Jaju, K., Rai, R. Prateleira bucal mandibular e crista infra zigomática - Uma zona segura para a inserção de mini-parafusos. Indian J Orthod Dentofacial Res. 2019; 5: 60-62.

22. Lyapina, M., Cekova, M., Deliverska. M., Galabov, J., Kisselova, A. Aspectos imuno-toxicológicos da biocompatibilidade do titânio. Jornal do IMAB-Processo Anual de Trabalhos Científicos. 2017; 23:1550-9.

23. Singh, K., Kumar, D., Jaiswal, R. K., Bansal, A. Dispositivos de ancoragem temporária-Mini-implantes. Nat J Maxillofac Surg. 2010; 1: 30.

24.. Jong Lin JL. Livro de texto de Ortodontia Criativa: Misturando o Sistema Damon e os TADs para Gerir Maloclusões Difíceis. Taipei, Taiwan: Yong Chieh; 2007.

25. Lin J, Eugene Roberts W. Imagens de CBCT para diagnosticar e corrigir a falha de retracção do arco maxilar com ancoragem de parafuso IZC. Int J Orthop Implantol 2014;35:4-17

26. Ghosh, A. Crista infra-zigomática e prateleira bucal Parafusos ósseos ortodônticos: Um salto em frente dos micro-implantes Perspectivas clínicas. J Ind Orthod Soc. 2018; 52: 127-141.

27. Kim SJ, Choi TH, Baik HS, Park YC, Lee KJ. Limite anatómico posterior mandibular para distalização de molares. Am J Orthod Dentofacial Orthop 2014;146:190-7.

2 8.Sekerci AE, Buyuk SK, Cantekin K. Análise tomográfica computorizada de feixe cónico da caracterização morfológica do canal nasopalatino numa população pediátrica. Surg Radiol Anat. 2014;36(9):925-932.

29. Al-Amery SM, Nambiar P, Jamaludin M, John J, Ngeow WC. Avaliação por tomografia computorizada de feixe cónico do canal

incisivo e do forame maxilar: considerações sobre as variações anatómicas na colocação de implantes imediatos PLoS One. 2015;10(2):e0117251.

30. Kim SJ, Lim SH. Estudo anatómico do canal incisivo em relação à colocação de mini-implantes por palato médio. Korean J Orthod. 2009;39(3): 146158.

31. Tilen R, Patcas R, Bornstein MM, Ludwig B, Schatzle M. O canal nasopalatino, um factor limitante para dispositivos de ancoragem temporária: um estudo de dados de tomografia computorizada de feixe cónico. Eur J Orthod. 2017;39(6):646- 653

32. Methathrathip D, Apinhasmit W, Chompoopong S, Lertsirithong A, Ariyawatkul T, Sangvichien S. Anatomia do forame e canal palatino maior e da fossa pterigopalatina em tailandeses: considerações para o bloqueio do nervo maxilar. Surg Radiol Anat. 2005;27(6):511-516.

33. Park HS, Lee SK, Kwon OW. Movimento distal de grupo de dentes usando ancoragem de implante com micro-parafuso. Angle Orthod. 2005;75(4):602-9.

34. Hsu E, Lin JSY, Yeh HY, Chang C, Robert E. Comparação da taxa de insucesso dos parafusos ósseos infra-zigomáticos colocados na mucosa móvel ou na gengiva aderente. Int J Orthod Implantol. 2017;47(1):96-106.

35. Roberts WE, Viecilli RF, Chang C, Katona TR, Paydar NH. Biologia da biomecânica: análise de elementos finitos de um sistema estaticamente determinado para rodar o plano oclusal para correcção de uma má oclusão esquelética de mordida aberta de Classe III. Am J Orthod Dentofacial Orthop. 2015 Dec;148(6):943-55.

36. Shih IYH, Lin JJJ, Roberts WE. Correção conservadora de mordida aberta Classe III esquelética severa: 3 vectores de força para reverter a

displasia, retraindo e rodando toda a arcada inferior. Int J Orthod Implantol. 2015;38:4-18.

37.. Park YC, Lee KJ. Princípios biomecânicos na aplicação dos mini-implantes em Ortodontia. In: Nanda R, Uribe F. Dispositivos de ancoragem temporária em Ortodontia. São Paulo: Ed. Santos; 2010. cap. 6, p. 99-144

38.. Lin C, Wu Y, Chang C, Roberts EW. Protrusão bimaxilar e sorriso gengival corrigidos com extracções, parafusos de osso e alongamento da coroa. Int J Orthod Implantol. 2014;35:40-60

39. Wilmes B, Olthoff G, Drescher D. Comparação dos métodos de ancoragem esquelética e convencional em conjunto com a descompensação pré-operatória de uma má oclusão de classe III esquelética. J Orofac Orthop. 2009;70(4):297-305.

40. Kim JS, Kim SH, Kook YA, Chung KR, Nelson G. Análise da retracção lingual em massa combinando um retractor lingual C e uma placa palatina. Angle Orthod. 2011;81(4):662-669.

41. Benson PE, Tinsley D, O'Dwyer JJ, Majumdar A, Doyle P, Sandler PJ. Midpalatal implants vs headgear for orthodontic anchorage - a randomized clinical trial: cephalometric results. Am J Orthod Dentofacial Orthop. 2007;132(5):606-615.

42. Lee J, Miyazawa K, Tabuchi M, Kawaguchi M, Shibata M, Goto S. Mini-implantes palatinos médios e aparelho extrabucal de tracção alta para controlo da ancoragem antero-posterior e vertical: comparações cefalométricas das alterações de tratamento. Am J Orthod Dentofacial Orthop. 2013;144(2):238-250.

43. Liang W, Rong Q, Lin J, Xu B. Controlo do binário dos incisivos superiores em ortodontia lingual e labial: uma análise tridimensional de elementos finitos. Am J Orthod Dentofacial Orthop. 2009;135(3):316-

22.

44. Jo SY, Bayome M, Park J, Lim HJ, Kook YA, Han SH. Comparação dos efeitos do tratamento entre a extracção de quatro pré-molares e a distalização da arcada total utilizando a placa C-palatina modificada. Korean J Orthod. 2018;48(4):224-235.

45. Kang YG, Kim JY, Nam JH. Controlo da dentição maxilar com 2 mini-implantes ortodônticos palatinos. Am J Orthod Dentofacial Orthop. 2011;140(6):879-885.

46. Choi SH, Shi KK, Cha JY, Park YC, Lee KJ. A expansão rápida da maxila assistida por mini-implante não cirúrgico resulta numa estabilidade aceitável em adultos jovens. Angle Orthod. 2016;86(5):713-720

47. Baik HS, Kang YG, Choi YJ. Expansão rápida do palato assistida por mini-implante: Uma revisão de relatórios recentes. J World Fed Orthod. 2020;9(3S):S54-S58.

48. Giancotti A, Arcuri G, Barlattani A. Tratamento do segundo molar inferior ectópico com mini-implantes de titânio. Am J Orthod Dentofacial Orthop 2004;126:113-7.

4 9. Ozen T, Orhan K, Gorur I, Ozturk A. Eficácia da terapia laser de baixa intensidade na recuperação neurosensorial após lesão do nervo alveolar inferior. Head Face Med 2006;2:3.

5 0. Jaffar AA, Hamadah HJ. Uma análise da posição do forame palatino maior. J Basic Med Sc 2003;3:24-32 .

5 1. Sujatha N, Manjunath KY, Balasubramanyam V. Variações da localização do forame palatino maior em crânios humanos secos. Indian J Dent Res 2005;16:99-102.

52. Heyman SN, Babayof I. Complicações enfisematosas em odontologia, 19601993: um caso ilustrativo e revisão da literatura. Quintessence Int

1995;26:535.

53. Wright KJ, Derkson GD, Riding KH. Enfisema do espaço tecidual, necrose tecidual e infecção após o uso de ar comprimido durante a terapia pulpar: relato de caso. Pediatr Dent 1991;13:110-3.

54. Ardekian L, Oved-Peleg E, Mactei EE, Peled M. O significado clínico da perfuração da membrana sinusal durante o aumento do seio maxilar. J Oral Maxillofac Surg 2006;64:277-82.

55. Heidemann W, Gerlach KL, Grobel KH, Kollner HG. Influência de diferentes tamanhos de orifícios piloto nas medições de binário e na análise de arrancamento de parafusos de osteossíntese. J Craniomaxillofac Surg 1998;26:50-5.

56. Phillips JH, Rahn BA. Comparação de medições de compressão e torque de parafusos auto-roscantes e pré-roscantes. Plast Reconstr Surg 1989; 83:

57. Trisi P, Rebaudi A. Adaptação óssea progressiva de implantes de titânio durante e após carga ortodôntica em humanos. Int J Periodontics Restorative Dent. 2002; 22:31-43.

58.. Melsen B. Mini-implantes? Onde é que estamos? J Clin Orthod 2005;39:539-47.

59. Adell R, Lekholm U, Rockier B, Branemark PI. Um estudo de 15 anos de implantes osseointegrados no tratamento da mandíbula edêntula. Int J Oral Surg 1981;10:387-416.

60. Buchter A, Wiechmann D, Koerdt S, Wiesmann HP, Piffko J, Meyer U. Reacção de implantes relacionada com a carga de mini-implantes utilizados para ancoragem ortodôntica. Clin Oral Implants Res 2005;16:473-9.

61. Cheng SJ, Tseng IY, Lee JJ, Kok SH. Um estudo prospectivo dos factores de risco associados à falha de mini-implantes utilizados para

ancoragem ortodôntica. Int J Oral Maxillofac Implants 2004;19:100-6.

62. Fritz U, Ehmer A, Diedrich P. Adequação clínica de microparafusos de titânio para ancoragem ortodôntica - experiências preliminares. J Orofac Orthop 2004;65:410-8.

63. Dalstra M, Cattaneo PM, Melson B. Transferência de carga de mini-implantes para ancoragem ortodôntica. Orthod. 2004 2004; 1:5

64. Murray LN, McGuinness N, Biagioni P, Hyland P, Lamey PJ. Um estudo comparativo da eficácia do Aphtheal no tratamento da ulceração aftosa menor recorrente. J Oral Pathol Med 2005;34:413-9.

65. Herman R, Cope J. Implantes de mini-rosca: Mini implantes ortopédicos IMTEC. Semin Orthod 2005;11:32-9.

66. Melsen B, Verna C. Implantes de mini-implantes: o sistema de ancoragem de Aarhus. Semin Orthod 2005;11:24-31.

67. Arqub SA, Gandhi V, Mehta S, Palo L, Upadhyay M, Yadav S. Estimativas de sobrevivência e factores de risco de insucesso de mini-implantes palatais e bucais. Angle Orthod. 2021 Nov 1;91(6):756-63.

68. Chang C, Liu SS, Roberts WE. Taxa de insucesso primário para 1680 mini-parafusos extra-alveolares da prateleira vestibular mandibular colocados em mucosa móvel ou gengiva anexa. Angle Orthod. 2015 Nov;85(6):905-10.

69. Uribe F, Mehr R, Mathur A, Janakiraman N, Allareddy V. Taxas de insucesso de mini-implantes colocados na região infrazigomática. Prog Orthod. 2015 Dec;16(1):1-6.

70. Mecenas P, Espinosa DG, Cardoso PC, Normando D. Mini-implantes de aço inoxidável ou de titânio? Uma revisão sistemática. Angle Orthod. 2020 Jul 1;90(4):587-97.

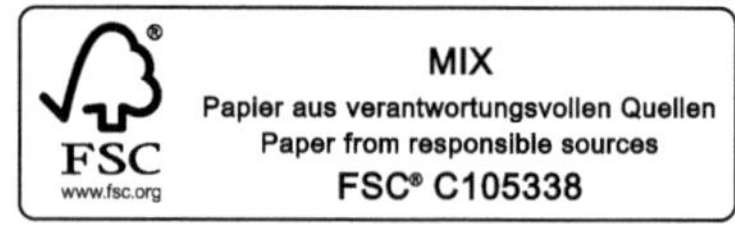

Printed by Books on Demand GmbH, Norderstedt / Germany